中医杂病古方临证效验录

主　编　李军茹

副主编　鲍艳举　林　勋

全国百佳图书出版单位
中国中医药出版社
·北京·

图书在版编目（CIP）数据

中医杂病古方临证效验录/李军茹主编．—北京：
中国中医药出版社，2023.6
ISBN 978－7－5132－8052－5

Ⅰ.①中… Ⅱ.①李… Ⅲ.①疑难病—验方—汇编
Ⅳ.①R289.5

中国国家版本馆 CIP 数据核字（2023）第 039385 号

中国中医药出版社出版
北京经济技术开发区科创十三街 31 号院二区 8 号楼
邮政编码 100176
传真 010－64405721
保定市西城胶印有限公司印刷
各地新华书店经销

开本 880×1230 1/32 印张5.5 字数119千字
2023 年 6 月第 1 版 2023 年 6 月第 1 次印刷
书号 ISBN 978－7－5132－8052－5

定价 45.00 元
网址 www.cptcm.com

服 务 热 线 010－64405510
购 书 热 线 010－89535836
维 权 打 假 010－64405753

微信服务号 zgzyycbs
微商城网址 https：//kdt.im/LIdUGr
官 方 微 博 http：//e.weibo.com/cptcm
天猫旗舰店网址 https：//zgzyycbs.tmall.com

前　言

中医药学历史悠久，内容丰富，理论完整，是具有中国特色的生命科学，千百年来为中华民族的繁衍昌盛贡献力量，即使在科学高度发达的今天，在多种疑难病症的治疗中仍展示出独特的疗效。李军茹主任医师毕业于北京中医学院（现北京中医药大学），扎根青海 30 余年，长期从事中医内科、中西医结合危重病急救专业的临床、科研、教学及医院管理工作。她结合本地区地理气候、植物药物特点，开展急、慢性高原病的中医药防治研究工作，倡导"中西医结合，内外同治"的学术观点，临证注重运用"三因学说"，"依天时－辨体质－辨病证－辨病症"结合，舌脉共参，先别阴阳，对多种内科急危重、疑难杂症形成了具有自己特色的诊疗方法。

《中医杂病古方临证效验录》包括 21 篇相对独立的文章，由李军茹主任医师临证最常见的病症及遣方用药整理而成，内容涵盖内科多个系统的疾病。该书主要从"以方论治""以病论治""以经典论治"三个方面入手，并结合中医三因学说，对每个方剂、每个疾病及对经典的理解进行阐述，精选临床具有代表性的医案进行分析，将"理、法、方、药"临床辨治思维方法清晰地呈现，以期助力中医后学理解。由于时间紧迫，书中不当之处，敬祈读者不吝指正。

编　者
2023 年 1 月

精勤不倦研医术，传承创新开新局

——青海省中医院共产党员、政府特殊津贴专家李军茹

蜿蜒在青海省中医院院内的名医墙上，医院历届青海省名中医熠熠生辉！排在第一页最末位的李军茹是 2016 年获评此殊荣年龄最小的一位。数十年如一日，不管是刚开诊面对第一位患者，还是面对因不断加号而早已过了自己下班时间的患者，她总是和蔼地问候患者，耐心仔细地问诊、望诊、查体、看舌、切脉，带教学生，一丝不苟。

陪母求医，明医梦想孕心田

李军茹 1965 年 11 月出生于河北省定县，后随父母来青海生活，在青海省西宁市完成中小学学习，1983 年考入北京中医学院中医系 6 年制本科学习。她至今难忘在西宁市北大街小学读初中一年级时，终日操劳的母亲病倒了，连续三次手术住院治疗。作为长女的李军茹白天上课，晚上陪病床，8 人间的外科病房成了她的第二课堂。她感受着患者痛苦的呻吟、引流物腥臭的味道、家属的担忧和压力，以及穿梭忙碌的白衣天使们给病房带来的希望和慰藉，心中升起了羡慕和要成为"天使"的信念！至今发小、同学们聚会时，还有人记得当年李军茹的期末考试作文《我看到了 2000 年》全文在学校黑板报

上刊出，文章里作者渴望未来成为一名白衣天使的真情实感打动了每一位读者。母亲手术后身体极度虚弱，全身青紫，走几步路就气喘吁吁，四处求医无效。有人说去看看中医吧，青海省中医院有个唐山来坐诊的老中医提卓云很棒。李军茹便和小三岁的妹妹李军乔用自行车推着母亲去了，两个女孩子上下北门坡时推不动车、压不住车把，母亲就下来慢慢走。一路艰难，但当她们到省中医院提大夫门诊时，看到的却是一眼望不到头的长长的就诊队伍。坚持就是胜利！几个月过去了，在提老先生的精心调治下，母亲的面容渐渐红润起来，母亲的双手慢慢温暖起来，母亲的气息慢慢平稳起来，直到现在兄妹们依然有机会陪伴年近 90 岁的母亲，不失为一种令同龄人羡慕的幸福！榜样的力量是无穷的，李军茹怀揣梦想，努力学习，发愤图强，终于在完成高三的学业后，一举以青海省高考前 40 余名的成绩考取梦寐以求的北京中医学院，如愿踏上此生仁心仁术普救苍生之路。

治病救人，精研中医走在前

1989 年 7 月，经过 6 年潜心苦读，书生气十足的李军茹从北京回到青海，分配到青海省中医院工作。记得报到那天，人事科科长李月红看着手中鲜红的北京中医学院毕业证及学位证书时，打趣地说："是个飞鸽牌的吧？"李军茹坚定地接过话说："我是永久牌的！"很快，她以谦和好学、认真负责和北京中医学院学习到的扎实基本功成为年轻医生中的佼佼者，且不断进步，深受患者喜爱，多次被评为先进工作者、优秀团员。1994 年，她被评为青海省青年岗位能手，同年成为了一名光荣的中国共产党党员；1995年，她被评为首届全国卫生系统青年岗位能手；1999年，她负责急诊科管理工作，次年任急诊科主任。面对医院的信任和重托，李军茹深感肩上责任重大，医疗业务和管理能力不足，利用业余时间复习备考，师从四川名中医王再谟教授，潜心学经典、做临床，2000—2003年在职读取成都中医药大学中西医结合临床硕士学位，2003—2006年读取成都中医药大学中医内科学消化专业博士学位。2006年学成归来，成为青海省中医院第一个医学博士！从此，她临床科研教学管理责任共担，立足高原传承创新发展中医。她在长期临床观察中发现高原地区气虚血瘀证贯穿在高原地区常见病、多发病的发病、进展始终，就率领科研团队对此开展科学研究，并结合本地区地理气候、植物药物特点，开展急、慢性高原病的中医药防治研究工作，首先提出急性高原病气虚血瘀证发病学说，倡导急危重症治疗"中西医结合，内外同治"的学术观点，中西医结合、经方时方结合，治疗内科系统危急重症及疑难病；在运气学说、三因学说指导下，采用"依天时－辨体质－辨病证－辨病症"结合的方式，先别阴阳，形成了"谨观阴阳之变而调之，以平为期""正气尚存，祛邪为先"的诊疗理念。对急慢性心脑血管病（如高血压、冠心病、心肌炎、脑卒中、心功能不全等）、消化系统疾病（如急慢性胰腺炎、胆囊炎、胆结石、功能性消化不良、胃炎、消化性溃疡、肠易激综合征、溃疡性结肠炎、肝硬化、肝炎等）及气管炎、肺心病急性加重期、失眠、头痛等多种内科急危重、疑难杂症，形成了具有自己特色的诊疗方法。李军茹恪守医德规范，仁心仁术，态度和蔼，认真诊治并注重对患者进行有针对性的健康养生知识宣教，注重身心同调，提高患者防病治病能力；开展中医药防治急慢性高原病的临床及实验研究，获得科研成果。她先后发表学术论文 40 余篇，参编学术著作 8 部，主持、参与省部级、厅局级多项科研项目并获奖，尤其是近年来主持完成省部级科研项目 4 项、厅局级科研项目 1 项，在研 1 项，主持完成的科研项目均被青海省科技厅评为"国内领先"；指导青海大学医学院硕士研究生 9 名、中医"师带徒"学员 3 名。李军茹先后被评为青海省名中医、青海省优秀专家、全国最美中医、青海省卫生计生系统优秀科技工作者、全国百名杰出青年中医、青海省自然科学与工程技术学科带头人、青海省优秀专业技术人才，2018 年成为享受国务院政府特殊津贴专家。

在成为白衣天使梦想的激励下，李军茹走过了近 40 年的学医行医之路，她认为能取得今天的一点成绩，离不开党组织的指导、医院的培养、团队的支持和广大患者性命相托的信任。扎根高原、让中医药造福高原苍生的她始终在临床一线救治患者，指导研究生和徒弟，讲课带教时最喜欢说"天道酬勤""患者是医生最好的老师""医生治病的武器有三种：语言、药草和手术刀"。她用实际行动兑现了"我是永久牌的"那句诺言！

鲍艳举

2023 年 1 月

目　录

第一章

▼

以病论治，不囿于病

慢性萎缩性胃炎辨治经验浅析

一、病名释义

中医学并没有慢性萎缩性胃炎这一称谓，但是根据其表现出的临床症状可归为中医学的"胃脘痛"范畴。胃脘痛是指上腹胃脘部近心窝发生的以疼痛为主症的病证。胃脘痛之名最早记载于《黄帝内经》，如《灵枢·邪气脏腑病形》指出："胃病者，腹胀，胃脘当心而痛。"《黄帝内经》首先提出胃脘痛的发生与肝、脾有关，还提出寒邪、伤食致病说。唐宋以前文献多把属于胃脘痛的心痛和属于心经本身病变的心痛混为一谈，直至金元时代李杲《兰室秘藏》首立"胃脘痛"一门，将胃脘痛明确区分于心痛，使胃脘痛成为独立的病证。明清时代进一步提出了胃脘痛的治疗大法，《医学正传》说："古方九种心痛……详其所由，皆在胃脘，而实不在于心也。""气在上者涌之，清气在下者提之，寒者温之，热者寒之，虚者培之，实者泻之，结者散之，留者行之。"《医学真传·心腹痛》还指出了要从辨证去理解和运用"通则不痛"之法。

二、辨治思路

1. 辨病因病机

胃主受纳腐熟水谷，为五脏六腑之大源，以通为用，和降为顺，不宜郁滞。胃痛的病因虽多，但其基本病机为胃气郁滞，失于和降。病理因素主要以气滞为主，另有饮食积滞、寒凝、热郁、湿阻、血瘀等。病位主要在胃，与肝、脾密切相关。病机演变复杂多样，归纳起来，主要为虚实、寒热、气血之间的演变。病理性质可分为虚实两类，胃痛初期多由外邪、饮食、情志所伤，多属实证，若久痛不愈，或反复发作，脾胃受损，可由实转虚。目前临床上将其分为寒邪克胃、饮食伤胃、肝气犯胃、湿热中阻、瘀血停胃、脾胃虚寒、胃阴不足七个证型，其以理气和胃止痛为大法，旨在疏通气机，通而止痛。然后在理气和胃止痛时，还必须根据不同证候，采取相应的治法，如实证者，应区别寒凝、气滞、胃热、血瘀，分别给予散寒止痛、疏肝解郁、清泄肝胃、通络化瘀治法；虚者当辨虚寒和阴虚，分别给予温胃健脾或滋阴益胃。

由于青海地区干燥、寒冷、低氧的地理环境特征，且当地人以高盐、高脂、高蛋白饮食为主，造就了青海地区慢性萎缩性胃炎独特的病因病机。脾胃为后天之本、水谷之海，主受纳，运化气血。慢性胃炎发病之初病邪多为实邪，随着病情的进展，逐渐出现虚实夹杂，导致后天之本运化气血功能减退，脾胃机体失养，出现胃壁黏膜苍白、腺体萎缩之候。脾胃虚弱为该病的病机关键，饮食不节、郁怒、思欲太过，感染疫毒均可导致中焦脾胃受邪，进而致使后天脾胃之气受损，中焦枢纽失司。脾胃同属中焦，各司其职，脾主升清，胃主降浊，脾以升为补，胃以通为顺，脾胃为中焦气机枢纽。该病发病特点为脾胃气机升降失司，导致气机运行失常，故因滞而病。胃为水谷之海，《黄帝内经》曰"传化物而不藏"，只有保持升降调

达、气机通畅，才能奏纳食传导之功。因此，治疗该病以
"通"祛疾。血为气之母，气为血之帅。青海地区，自然界先
天清气不足，影响人体宗气的生成，宗气亏虚，气虚无力推动
血行，势必出现胃络瘀滞；寒、湿、痰、浊等实邪困阻中焦，
胃气不舒，出现气滞血停；无论虚实病邪均可导致脾胃运化失
司，进而气血生化乏源，脾胃机体失养，胃黏膜上皮缺血失
养，导致固有腺体减少和萎缩。该病属本虚标实，虚在于脾胃
虚弱，实在于气滞、热毒、血瘀。姚乃礼教授认为该病的病机
演变为由气入血络，毒邪侵犯，损伤胃络是病情恶化的重要因
素，病机变化规律表现为从脾胃亏虚到胃络瘀阻再到毒损胃
络，即因虚致瘀，蕴久化毒。此外，脾胃虚弱，纳运失常是主
要病因病机；气机升降失常是主要病机特点；痰瘀互阻，毒邪
侵袭是进一步发展甚至恶化的主要因素。临床辨治过程中，首
先需要明确病因病机，然后合理遣方用药，以提高临床的
疗效。

2. 动静结合、以平为期

《脾胃论·脾胃胜衰论》指出："胃乃脾之刚，脾乃胃之
柔，表里之谓也。饮食不节，则胃先病，脾无所禀而后病；劳
倦则脾先病，不能为胃行气而后病……胃为十二经之海，十二
经皆禀血气，滋养于身，脾受胃之禀，行其气血也。""胃既
病，则脾无所禀受，脾为死阴，不主时也，故亦从而病焉……
脾既病，则其胃不能独行津液，故亦从而病焉。"清楚地界定
了脾与胃，并阐述了胃为全身气血的来源，脾受胃之禀，将胃
所化生水谷精微及气血津液输送到全身各处以滋养周身。作为
补土派的大家，李杲对脾胃的认知对后世脾胃研究具有极其重

要的参考价值，提出"胃气一虚，百病生焉""人以胃气为本"。此为李氏脾胃论的核心思想，也是李氏重胃思想的一种体现。《素问·经脉别论》云："食气入胃，散精于肝，淫气于筋。食气入胃，浊气归心，淫精于脉。脉气流经，经气归于肺，肺朝百脉，输精于皮毛。毛脉合精，行气于腑，腑精神明，留于四脏……饮入于胃，游溢精气，上输于脾。脾气散精，上归于肺，通调水道，下输膀胱……"《素问·平人气象论》云："人以水谷为本，故人绝水谷则死。"《素问·阴阳应象大论》云："五脏皆得胃气，乃能通利。"全国名中医陆长清明确指出："胃虚则五脏、六腑、十二经、十五络、四肢皆不得营运之气，而百病生焉。""胃者十二经之源，水谷之海也，平则万化安，病则万化危。""胃气一虚，脾无所禀受，则四脏经络皆病。""胃气是健康之本，五脏六腑皆赖胃气以司其职"，人体胃气旺盛，则生化无穷，精神充沛；若胃气一衰，则元气渐弱，百病丛生。所以在临证中，需遵"五脏以胃气为本""诸病从脾胃而生"之训。治疗慢性萎缩性胃炎的时候特别要慎用大苦大寒、大辛大热及攻伐峻烈之药，若苦寒过用，攻伐过猛，均有伤脾败胃之虞，凡滞脾碍胃之滋腻药物要慎用，若乱投滋腻，必碍胃气，胃失受纳，脾失健运，则又多致脾虚体弱，用药应多从畅脾胃，护胃气，消积滞为旨。

3. 临证用药，重调气机

气机调畅为人体生理功能的正常表现形式，而气机失调相应地就会导致疾病的发生。《素问·举痛论》云："寒则气收，炅则气泄……寒则腠理闭，气不行，故气收矣。炅则腠理开，荣卫通，汗大泄，故气泄。"《素问·阴阳应象大论》云："风胜则动，热胜则肿，燥胜则干，寒胜则浮，湿胜则濡泻。"寒冷之气侵袭人体会使腠理密闭，荣卫之气不得畅行而收敛于内，热气侵袭则相反，气随津泄。风邪太过会导致机体出现痉挛动摇，湿气太过会导致泄泻等。这都是自然界之气升降失常导致六气太过或不及，外感于人体导致人体气机升降出入失常而出现不同的病理表现。一切致病因素首先引起人体气机的紊乱，然后衍生出各种病理变化。脏腑病机方面，脾胃升清降浊失调则会出现"清气在下，则生飧泄；浊气在上，则生䐜胀"（《素问·阴阳应象大论》）。脾气不升，则运化无权，出现腹胀、肠鸣、便溏、泄泻等症。胃不降浊，则出现脘胀、食少等症。水液代谢过程中，若肾失蒸腾，津液不升，停留为浊，上犯于肺，或肺失肃降，影响肾的蒸腾气化，都会导致浊水内蓄，水液代谢失常。正如《素问·水热穴论》所云："故其本在肾，其末在肺，皆积水也。"

若人体气机调畅则脏腑和谐，气血冲和，百病不生；气机一旦失调，则造成气血壅滞，经脉不通，内外闭阻，功能紊乱，是疾病发生的重要环节。所以调畅气机是治病之大要，故有"气机不转，一苛难除"之说。《素问·生气通天论》曰："苍天之气，清净则志意治，顺之则阳气固……失之则内闭九窍。"此言所谓人气通于天气，顺天之气能养一身之阳气，逆天之气则人气亦逆，导致自伤。人体阴阳之气的升降出入与自然界之气升降消长密切相关，并受其影响表现为规律性的变化。五脏之气与时令相通，在不同的时令季节中，邪气首先影响主时之脏气，从而影响人体气机运动。这种天人相应的关系主要反映在四时之气、昼夜之气的变化对人体气机的影响。

《灵枢·顺气一日分为四时》曰："春生、夏长、秋收、冬藏，是气之常也，人亦应之。"指出四时阴阳之气随着季节的变迁，表现出规律性的升降变化，春夏阳气生发，秋冬则收敛、内藏。人体的阳气则随之出现相应的改变，春夏气血趋向于体表，秋冬气血趋向于体内。人体内阴阳之气的升降出入与四时阴阳之气的升降出入相对应，保持了机体与外环境的统一性与协调性，四时阴阳之气，生长收藏，化育万物，故为万物之根本。所以圣人推崇春夏养阳气，秋冬养阴气，皆是顺应四时阴阳之气的体现。气机调畅是维持人体生理功能的基本形式。气的升降出入正常是人体气血津液正常代谢的前提，《素问·经脉别论》云："饮入于胃，游溢精气，上输于脾。脾气散精，上归于肺，通调水道，下输膀胱。水精四布，五经并行。"《灵枢·营卫生会》又云："中焦亦并胃中，出上焦之后，此所受气者，泌糟粕，蒸津液，化其精微，上注于肺脉，乃化而为血。"正是通过中焦脾胃之气的升清降浊，才能将饮食水谷中的精微上输于心肺，在心肺之气的推动下气化生成血液；同时肺气下降，通调水道，精气和水液得以环流不息，布散周身。由此可见气机升降出入运动是机体气血津液代谢的基础，维持着人体正常的生命活动，气的升降出入也是人体脏腑功能和生命活动的基本形式。根据"所谓五脏者，藏精气而不泻也，故满而不能实。六腑者，传化物而不藏，故实而不能满也"（《素问·五脏别论》）的基本特征，要保证五脏正常生理功能的运行，就需要气机升降出入运动的协调平衡。肾气以潜藏内守为主，不可向外耗泻太过。"肾者，主蛰封藏之本，精之处也"（《素问·六节藏象论》）。而肾气充盈到一定程度时，又会向脏腑不断疏泄，激发推动人体的生命活动，使人具备生殖能力。肺气宣降，直接调节和影响全身气机的升降出入，《灵枢·决气》曰："上焦开发，宣五谷味，熏肤、充身、泽毛，若雾露之溉，是谓气。"精气如雾露一般熏肤充身正是由于心肺之气的宣发才能实现，肺位上焦，通调水道，与肾气的蒸腾气化作用升降相因，共同维持水液代谢平衡。脾胃为气机升降出入的枢纽，脾主升清，为胃行其津液，胃主降浊。《素问·阴阳应象大论》云："故清阳出上窍，浊阴出下窍；清阳发腠理，浊阴走五脏；清阳实四肢，浊阴归六腑。"脾气升则清阳之气得以宣发疏布，胃气降则浊阴之气得以传导排泄。脏腑的气机升降运动与脏腑生理特性是一致的，脏腑气机升降有序、出入平衡，是人体正常生命活动得以维持的前提条件。因此用药应多从调气入手，鼓舞脾胃，斡旋气机而复升清降浊之能，以舒畅气机、调和脾胃、促助脾运、芳香化滞为基本治疗大法，如运用苍术、白术、厚朴、白芷、枳壳、藿香等轻清行气之品，使之纳食复常，升降有序，脾胃功能健旺。

4. 重视舌诊

舌为心之苗、脾胃之外候，五脏皆禀气于胃，脾足太阴之脉连舌本、散舌下。舌与气血津液、经络脏腑关系密切，中医有"舌为胃之镜，苔乃胃之明征"之说。曹炳章《辨舌指南》云："辨舌质可辨脏腑的虚实，视舌苔可察六淫之浅深。"进行舌诊时应将舌质和舌苔辨证结合，一般情况下二者反映病变是一致的，但也有不一致现象出现。这就需要综合分析，全面衡量，参考其他证候，做出正确的判断。

在临床实践中格外注重辨舌质、舌苔、舌下脉络。观察舌质可以了解患者气血津液、脏腑功能的正气状态及病邪的性质，观察舌苔可以了解患者病邪的深浅、胃气的状态，观察舌下脉络可以了解患者全身气血运行的状况。此外，脏腑病变反应于舌面具有一定的分布规律：舌尖多反映心肺病变，舌中多反映中焦脾胃病变，舌两侧多反映肝胆病变，舌根多反映下焦肾脏的病变；舌尖属于上脘，舌中属于中脘，舌根属于下脘。当患者临床症状表现得不明显时，重视舌诊的作用就显得非常重要。一般而言，气虚血瘀者，多舌暗苔白，舌面可见瘀斑、瘀点，舌下络脉多见紫暗迂曲扩张；寒凝气滞、湿浊中阻者多见舌淡胖，苔白腻，舌面瘀斑、瘀点或舌下络脉紫暗扩张；脾气虚者，多舌淡胖，边有齿痕；气阴两虚者，多舌淡红，少苔，舌面多可见裂纹；脾胃湿热者，多舌红，苔黄腻，舌下脉络鲜红、扩张；湿瘀蕴结日久化燥者，多见舌红或暗紫，苔薄黄，舌面起毛刺或红点，舌下脉络暗红、迂曲；舌尖出现裂纹或者凸起，可能提示病变部位在心肺；舌中出现裂纹或者凸起，可能提示病变部位在胃肠；舌根出现裂纹或者凸起，可能提示病变部位在肾脏、膀胱；舌正中线出现裂纹或者凸起，可能提示病变部位在脊柱；舌两边凸起，肝线明显时，可能提示病位在肝胆；舌面舌苔剥脱，可能提示胃气阴亏虚；舌体偏胖大，可能提示体内有湿气；舌体偏瘦小，可能提示气血津液不足；舌面出现散在裂纹，可能提示阴血亏虚。在临证中，可以综合参考，根据舌质、舌苔及舌下脉络的情况，将其分为虚实两大类，实证者应该区别寒凝、气滞、湿阻、血瘀，分别给予温阳通脉、行气化滞、健脾化湿、化瘀通络之法；虚证者当辨虚寒与阴虚，分别治以温胃建中或滋阴养胃之法。

5. 提倡"皮膜同治"

气血不畅、毒瘀互结是胃黏膜萎缩的关键，慢性萎缩性胃炎的病变部位在胃黏膜，和人体的外在皮肤相类似，胃黏膜病变可以反映在相应的局部皮肤上，可用芳香、行气、化瘀、生肌之品以畅气机、化瘀毒，如白芷、白及、三七、乳香、没药等。三七、乳香、没药等化瘀生肌之品作用于萎缩的黏膜，使得毒瘀化，白芷、白及等芳香行气之品调畅气机，使得毒瘀行，故有"治胃病不化瘀，非其治也"之说。

6. 提倡"矫枉过正"

在辨治慢性萎缩性胃炎临床实践中，如果疾病初愈，不能立即减药，应该先巩固疗效，然后再精简方药。如治疗脾虚夹湿型萎缩性胃炎的时候，脾为太阴湿土，喜燥恶湿，湿邪困阻中焦日久可致脾气亏虚，脾虚日久亦可导致湿邪内生。所以治疗脾虚夹湿型萎缩性胃炎的时候，健脾与化湿应同时进行，但当疾病向愈的时候，应继续巩固疗效，直至正气来复。如果立即停药，可能导致病邪再次侵入人体而发病。

7. 注重心理疏导及膳食调摄

中医学重视形神合一，"形为神之宅，神乃形之用"，认为气血津液是产生情志活动的物质基础，而其化生离不开脏腑整体功能活动的协调配合。其中，脾胃因主纳化水谷精微，为气血生化之源、五脏六腑之海，故与情志活动尤为密切。若脾胃虚弱，气血亏虚则不能滋养神明，而出现情志异常，而情志异常最易伤气机而导致脾胃疾病的发生。对于情志与脾胃病证在整个疾病发展过程中的相互关系，历代医家对此有深刻认识。一个人形体（生理）上患病以后，可直接影响其情感、意志、性格、思维、记忆和感知觉等心理活动。这是因病而郁。张介宾指出："凡五气之郁，则诸病皆有，此因病而郁也。"（《景岳全书·杂证谟·郁证》）在躯体疾病时，由于疾病本身就是一类刺激，可引起患者剧烈的心理反应，使之处于强烈持久的恐惧、忧郁、焦虑、颓废等消极情感状态中，并产生失落感、不安全感等。因此，临床上躯体疾病的患者伴随精神心理障碍者不在少数，如李东垣说："胃病则气短，精神少，而生大热。"（《脾胃论·脾胃胜衰论》）脾胃虚弱，则"怠惰嗜卧，四肢不收，精神不足，两脚痿软"（《脾胃论·脾胃虚弱随时为病随病制方》）；反之，精神情志超过个体生理适应能力，也会导致躯体病变或损伤，张介宾称为："至若情志之郁，则总由乎心，此因郁而病。"王履明示："凡病之起也，多由乎郁；郁者，滞而不通之义。"（《医经溯洄集·五郁论》）朱震亨亦指出："气血冲和，万病不生。一有怫郁，诸病生焉，故人身诸病，多生于郁。"（《丹溪心法·六郁》）李东垣在分析饮食不节、劳役过度和情志所伤三种原因引起脾胃内伤时，明确指出情志所伤在发病过程中起着主导作用，"皆先由喜、怒、悲、忧、恐，为五贼所伤，而后胃气不行，劳役饮食继之，则元气乃伤"（《脾胃论·阴病治阳，阳病治阴》），"因喜、怒、忧、恐，损耗元气，资助心火，火胜则乘其土位，此所以病也"（《脾胃论·脾胃胜衰论》）。情志与脾胃关系密切，故在临证治疗情志病时，调理脾胃当为紧要。值得指出的是，在治疗慢性萎缩性胃炎疾病过程中，亦不可忽视心理治疗的重要性。我们在临床上碰到相当多的慢性萎缩性胃炎患者存在着不同程度的情志问题，比较多见的是对疾病的恐惧心理及患者本身在工作生活中遇到的一些影响较大的生活事件。在治疗这类患者的时候，以心理治疗配合药物治疗，即心身同治的方法，往往事半功倍。

慢性胃炎"三分在治，七分靠养"，诊疗过程中应忌烟、酒、辛辣刺激、浓茶、咖啡、可乐及生冷之品，宜清淡、易消化且富营养的食物，并注意少食多餐，饥饱适中。日常生活中饮食的调养，对慢性萎缩性胃炎的恢复尤为重要。

三、验案举隅

侯某，女，59岁，农民，于2021年3月10日来青海省中医院门诊初诊。患者诉于半月前无明显诱因每天晚饭后21点左右开始出现胃脘胀痛伴有反酸、烧心、嗳气，口干渴，伴下肢足趾麻木、四肢冰凉，以下肢为甚，易疲劳，情绪易激动，无恶心、呕吐，睡眠欠佳，以入睡困难为主，舌色淡红，舌苔薄黄，舌体稍胖大，舌两侧可见暗红斑点，边有齿痕，舌下络脉暗红、轻度扩张，脉弦细，大便稍溏，小便可。电子胃镜提示慢性萎缩性胃炎伴胃底糜烂；流性食管炎。

结合患者舌脉、症状，辨为胃脘痛，肝郁脾虚，瘀血内阻。方药：柴胡20g，枳壳13g，黄芪40g，炒白术16g，川芎16g，白芷10g，白及15g，三七4g，炙乳香6g，炙没药6g，煅瓦楞子30g，桂枝10g，旋覆花10g。7剂，水煎服，每日1剂。浓煎取汁400mL，分2次温服，早、晚各200mL。并嘱患者保持良好的心态，合理健康地释放情绪，忌烟、酒、辛辣刺激、浓茶、咖啡、可乐及生冷之品，宜清淡、易消化且富营养的食物，并注意少食多餐。

二诊：于 2021 年 3 月 17 日前来复诊，患者诉胃脘部不适、睡眠差、便溏等症状明显缓解，仍感反酸、疲劳、口干渴，原方基础上加海螵蛸 30g，生黄芪 60g，7 剂以巩固疗效。

三诊：于 2021 年 3 月 25 日前来复诊，患者诉胃脘痛及反酸、口干明显好转，睡眠佳。鉴于患者病情好转，故效不更方，继续巩固疗效，嘱其药毕后来院复查，而后随访中患者诉胃部不适症状未再复发。

按：患者为中年女性，易情绪激动，肝气旺盛，日久以致脾虚木乘，瘀血内阻，故胃脘胀痛，舌两侧可见暗红斑点，舌下络脉暗红、轻度扩张；脾虚运化失常，则气机升降出入失衡，故见反酸、烧心、嗳气等胃气上逆之象；肝郁脾虚，瘀血内停，津不上承，故见口干渴；上为阳，下为阴，瘀血内停，阳气不达，故见下肢冰凉、麻木；脾主升清，游溢精气，脾虚木乘，故见便溏、易疲劳。故方用柴胡、炒白术为君药，以奏疏肝理气、健运中焦之功。臣以白芷、白及、三七粉、乳香、没药、煅瓦楞子调畅气血，化瘀毒，制酸止痛；以川芎、枳壳行气活血，畅达气机。佐以黄芪补益中气，以防疏泄太多，耗伤气机；旋覆花通降胃气，以调气机升降，少佐桂枝取象类比，引阳温通经络。全方共奏畅气机、化瘀毒、运中焦之功。

四、小结

慢性萎缩性胃炎是一种慢性胃病，定义为正常腺体在反复损伤后消失，伴或不伴肠上皮化生。临床症状包括胃肠道症状，如胃胀和胃痛，以及非胃肠道症状，包括贫血和抑郁，是胃癌发展的重要先兆病变，严重影响人们的生活质量和健康，并使整个社会的负担不断增加。中医药治疗慢性萎缩性胃炎具有独特的优势，辨治过程中首辨病因、病机，然后根据患者的舌色、脉症不同，合理遣方用药，同时注意患者情志的调节和饮食的调护，从而有效提高临床诊治的疗效。

功能性消化不良辨治经验浅谈

功能性消化不良原称非溃疡性消化不良，是胃动力障碍致出现上腹饱胀、疼痛、烧灼、反流等消化不良症状的一种病证，属于临床多发病、常见病。青海高原缺氧、寒冷、干燥，居民多食肥甘厚味，此病尤为常见。功能性消化不良属中医"胃痞""胃痛""嘈杂""吐酸"等范畴，六经归于阳明。病因病机涉及寒邪客胃、饮食伤胃、湿热中阻、肝气（火）犯胃、脾胃虚弱等多方面。胃主受纳，腐熟水谷，为五脏六腑之大源，上述诸多内因外邪导致胃失和降、阴阳失调，致受纳腐熟功能失常。中医辨证首当辨明虚实、寒热：实证分为肝脾不和、肝胃郁热等型；虚证分为中虚气滞、脾胃虚寒、胃阴不足等型。临证时李军茹主任医师多次强调"六腑以通为顺、六腑以通为补"，认为不论辨证属虚证、实证，"通"的理念要贯穿阳明辨证始终。

功能性消化不良患者的胃动力学改变可分为胃动力低下型（或动力障碍型）、胃动力亢进型及反流型。胃动力低下型的症状多以上腹部饱胀不适、消化障碍为主；动力亢进型的以上腹痛为主；反流型则以烧心、反酸为主。三种类型均伴有胃排空的延迟。临床试验证实：胃动力低下型的患者胃窦部的收缩频率及振幅明显低于正常人，导致液体及固体排空延迟；胃动力亢进型的患者胃窦部的收缩频率明显高于正常人、收缩振幅变化不明显或稍高于正常人，其导致的排空障碍以固体为主；反流型的患者常有食管下段括约肌压力降低及食管廓清能力减弱，其导致的胃液体排空较胃动力低下型和正常人均明显延迟。以早饱、餐后胀满为主者，胃窦部的收缩功能正常，但存在近端胃的适应性舒张功能障碍。

功能性消化不良患者胃动力异常的原因目前尚不明确，但有研究表明与精神、神经、胃肠道激素及应激等有关。消化不良患者较健康人更具神经质、焦虑、抑郁情绪；迷走神经张力引起空腹及餐后运动减低、胃窦增宽及缺乏与应激反应相应的胃窦运动抑制；胃动素参与消化间期综合肌电调控，促进胃运动和排空；胃泌素可引起胃底舒张、胃窦收缩，延迟胃排空；生长抑素可显著减弱胃蠕动，抑制胃排空；进食多量精制糖能明显减弱胃肠道运动，并增强肠道细菌发酵活性。

李军茹主任医师认为新时代的中医人不能再局限于以往中医"一个老头、一个枕头、三个指头"的形象和思维方式，而应该充分学习、掌握、利用现代医学知识和检查手段，将中医传统望、闻、问、切所获得的资料尽量深化、细化、确切化，她称之为中医"新四诊内容"；还要将"新四诊内容"运用中医辨证理论加以辨证分析，使辨证分析内容深入到组织乃至细胞水平。西医学胃肠动力学研究使中医辨证时的病因病机更加明确，所以李军茹主任医师临证时经常结合现代胃肠动力学研究辨证处方、加减用药。

功能性消化不良的诊断标准：①上腹饱胀、疼痛、早饱、嗳气、反酸、烧心、恶心、呕吐等症状存在至少4周；②胃镜检查未发现食管炎、胃及十二指肠溃疡、肿瘤等器质性病变；

③B超、X线等检查排除肝胆胰及肠道器质性病变；④无糖尿病、结缔组织病、严重心脑血管病及精神病等全身性疾病；⑤无腹部手术史；⑥无使用影响胃动力药物史。

临床分型：①吞气型（反流型）：嗳气、反酸；②动力障碍型：上腹饱胀餐后甚（无可见性膨胀）、早饱、恶心、复发性干呕和（或）呕吐；③烧灼型：烧心；④溃疡型：上腹疼痛有节律；⑤不定型（特发型、原发型、混合型）：症状不定。

李军茹主任医师临证时善于采用辨天、辨证、辨病、辨症相结合的一体化思路——即在查看患者面、舌、脉之象，考虑在先后天运气基础上，辨明中医肝脾不和、肝胃郁热、中虚气滞、脾胃虚寒、胃阴不足等不同证型的同时，分清西医不同临床分型及不同胃动力学改变。辨证论治时既考虑象势、中医证型采用相应的论治，又兼顾西医学分型和胃肠动力学改变及现代药理学研究成果。肝脾不和型多选柴胡疏肝散为主方，酌加紫苏梗、青皮、木香、郁金等；肝胃郁热型多选化肝煎为主方，合并湿邪为患则多与白术厚朴汤、备化汤、静顺汤、藿朴夏苓汤或胃苓汤合方化裁，酌加香橼、佛手；中虚气滞型多选以香砂六君子汤为主方，酌加炒扁豆、山药之类，合并湿停气陷者则予李东垣的升阳除湿汤化裁；脾胃虚寒型多选理中汤为主方，酌加草豆蔻、红豆蔻、佩兰、大腹皮；胃阴不足型多选益胃汤或一贯煎为主方，酌加石斛、白芍、香橼、佛手、黄连等。

辨病（临床分型）论治：吞气型选半夏厚朴汤合四逆散，或半夏泻心汤、旋覆代赭汤；动力障碍型选四磨口服液、保和丸、鸡内金片、不换金正气散、楂曲平胃散、藿香正气散、小陷胸汤；烧灼型选葛根芩连汤、黄连解毒汤、化肝煎、乌贝散、益胃汤；溃疡型选乌贝散、化肝煎。

辨症用药：以上腹部饱胀不适、消化障碍为主的患者，选加有促进胃动力作用的中药，如枳壳（枳实）、槟榔、大腹皮、木香、郁金、柴胡、生姜、砂仁、菊花、草果、紫苏叶（紫苏梗）、芫荽、莱菔子、鸡内金等；以上腹部疼痛为主的患者，选加有抑制胃动力亢进作用的中药，如桂枝、肉桂、香附、沉香、乌药、吴茱萸、藿香、小茴香、芍药、甘草等；以烧心、反酸为主的患者，选加有促进胃动力作用的中药（同前）及有抑制胃酸作用的中药，如海螵蛸、瓦楞子、白及、牡蛎、海蛤壳、珍珠母、鸡蛋壳、代赭石等。

李军茹主任医师临证诊治开方的同时注重给患者和家属进行心理疏导、饮食指导、按摩运动建议以协同奏效。自创简便易行的李氏中气操应用于临床，确有促进食欲作用。李氏中气操做法如下：心情放松，自然呼吸，双足分开与肩同宽，双膝微屈站立，双手重叠、掌心向内，覆于脐上，两手用适度压力，按揉腹部，以肚脐为中心，顺时针方向，由内向外逐渐扩大按摩圈，按揉30圈；再由外向内逐渐缩小按摩圈，按揉30圈，共做3组。中医认为"动则阳气外长"，经常运动可促使血脉流畅，肌腠致密，关节流利，气机调畅，能增强体质，减少或防止疾病的发生。李氏中气操通过按摩腹部，可以调整胃肠道的紧张度和增强胃肠的蠕动功能，从而增进食欲，减少胃炎的发作。

近年来，功能性消化不良的胃动力学研究取得了很大进展，相应临床治疗也有了长足进步，但其在确切的发病机制到临床诊断标准、检查和治疗方法等诸多方面尚有深入研究的空间。李军茹主任医师采用不同于既往书本上所学到的新理念指导辨证论治、治愈很多疑难患者，更深感中医学博大精深，需加倍努力钻研！

溃疡性结肠炎临证浅谈

一、概述

溃疡性结肠炎是一种炎症性肠道疾病，病因尚不明确。临床症状主要表现为持续或反复发作的腹泻、黏液脓血便，伴腹痛、里急后重等，可伴有关节、皮肤、黏膜、眼、肝、胆等器官受累的肠外表现，以及不同程度的全身症状。中医学中无本病名称记载，根据本病临床症状及病程反复迁延难愈的特点，将本病归属于中医"肠澼""痢疾""泄泻"等范畴。关于本病最早的记载可见于《素问·至真要大论》："火淫所胜……民病注泄赤白，小腹痛溺赤，甚则血便。"《素问·太阴阳明论》云："饮食不节，起居不时者，阴受之。阳受之则入六腑，阴受之则入五脏……入五脏则䐜满闭塞，下为飧泄，久为肠澼。"到东汉张仲景著《伤寒论》和《金匮要略》有"热利下重""便脓血"和"下利赤白"的描述，将痢疾和泄泻统称为"下利"。其在辨证论治上有很大的发展，提出了"治利"的治疗原则及具体用药，其中所载的葛根芩连汤、黄芩汤、白头翁汤、承气汤、理中汤、白通汤、四逆汤、桃花汤、禹余粮丸、乌梅丸等，在临床中取得了显著的疗效，至今仍被广泛应用。《金匮要略》首先提出"休息痢"这一名称："下利已差，至其年月日时复发者，以病不尽故也，当下之。"与本病相类似。隋代巢元方《诸病源候论》提出"冷痢""热痢""赤白病""水谷痢""休息痢""久痢"等几十种，在痢疾的病因阐述上又有进步。宋代以前，一般来说多痢利并提，至宋以后，始将痢疾和泄泻分别开来。朱丹溪《金匮钩玄》附录"滞下辩论"云："若泻痢不分两证，混言湿热……非其治也。夫泄者，水谷湿之象。滞下者，垢瘀之物同于湿热而成。治分两歧，而药亦异。"《证治准绳》更指出："泄泻之证，水谷或化或不化，并无努责，惟觉困倦。若滞下则不然，或脓或血，或脓血相杂，或肠垢，或无糟粕，或糟粕相杂，虽有痛与不痛之异，然皆里急后重，逼迫恼人。"痢的认识一致了，在证候的分类上，也开始趋于统一。《丹溪心法·痢病》对痢疾的辨证提出"赤痢属血，白属气"，"血痢久不愈者属阴虚"，又指出"湿热瘀积"为病因之一，并提出"壮实初病宜下，虚弱衰老久病宜升"的治疗原则。

二、病因病机

本病病因主要有感受外邪、饮食所伤、情志失调及脏腑虚弱等。其初期发病多见以外感湿邪为主，进入缓解期，脾虚湿阻、脾肾两虚为主要证候。其病机以湿邪为标，阳虚为本，由于病程缠绵，易于复发。本病具有多因性和虚实夹杂的特点。正如《杂病源流犀烛·泄泻源流》曰："湿盛则飧泻，乃独由于湿耳。不知风寒热虚，虽皆能为病，苟脾强无湿，四者均不得而干之，何自成泄？是泻虽有风寒热虚之不同，要未有不源于湿者也。"此外，脾肾阳虚亦是本病的病理基础。脾为后天之本，肾为先天之本。脾阳与肾中真阳密切相关，肾阳能助脾阳腐熟水谷，帮助肠胃的消化吸收。脾阳不足，久则亦能损及肾阳，两者可互为因果。由于久病或久泄，损伤肾阳，肾阳不足，命门火衰，脾失温煦，脾阳亦衰，也能引起泄泻。故《景岳全书·泄泻》载："肾为胃关，开窍于二阴，所以二便之开闭，皆肾脏之所主，今肾中阳气不足，则命门火衰……阴气盛极之时，即令人洞泄不止也。"因此，在外因方面，其与湿盛的关系最为明显，多因湿邪侵入脾胃所致，即所谓"湿盛则濡泄"。在内因方面，其与脾虚关系较密切，因脾虚失运，食物不能化为精微，水湿内生而致泄泻，所谓"泄泻之本，无不由于脾胃"，言明泄泻是在脾虚的基础上发生的。病变过程中脾失健运，可造成湿盛，而湿盛又可影响脾的运化，所以脾虚与湿盛往往互为因果，互相影响。一般来讲，急性期以湿盛、湿热为主，慢性期以脾虚、脾肾两虚为主。

三、治疗要点

1. 重在疏导，慎用涩敛

本病的病因多端，集中到一点，湿浊为害是关键，有兼寒、兼热、气滞、血瘀之不同。病多为虚证，但以虚中夹实为特点，因此，在治疗上应注意祛湿导滞，在疏导中调整脾胃功能，恢复脾的健运职能。非到滑脱不禁时，不可轻投收敛固湿之品。若当用固涩法，也要兼顾行滞，否则易致湿邪内遏，延误病机。

2. 适用活血，不可破气

本病常反复发作，久延不愈，久病入络，湿邪内伏，往往导致气滞血瘀。所以临床上经常出现腹痛、里急后重和黏液血便。因此，治疗配用理气导滞、活血化瘀之药是很重要的一个环节。活血药适用于本病的各个阶段，特别是对于慢性恢复期的患者，不但能治疗腹痛，且能调整新陈代谢，帮助溃疡的修复和炎症的吸收，对整体和局部都有积极的治疗作用。在本病的治疗中，活血药往往与理气药同用，理气药能协同活血药发挥作用，消除血瘀和湿邪存积，恢复大肠的传导功能。本病以脾虚为主，兼夹他邪为患，所以，选用理气药应适当，更不能乱用破气药之品，以免伐伤机体的正气，不利于该病的治疗。

3. 顾护胃气，善后重养

本病病程缠绵，长期腹泻消耗较大，因此在治疗的过程中，应始终顾护胃气，恢复脾的功能，才能解决湿邪内困的矛盾。因此在治疗上应以胃气为转机，当病情缓解之后，应注意饮食调养，保持乐观精神，万不可饮食无节，嗜食膏粱厚味，重伤脾胃，更需要给予较长时间和适量的健脾助运的中成药，如参苓白术散、六君子丸、补脾益肠丸。这是巩固疗效、防止复发，从而获得根治的关键。

4. 脾陷宜举，风药升阳

脾胃虚弱，中气不足，气不升而下陷，则久泻不愈。临床既要升举脾气，又要注意到湿困内伏的问题，因此选用风燥药升阳醒脾，助益气药举脾气下陷，又能起到"诸风药皆是风能胜湿也"的作用。风燥药多辛温气轻、微香，其性偏燥，可振奋鼓动脾阳，健脾则湿困解，又能蠲除内湿，防止湿邪内侵和留恋肠胃。同时风药多辛甘而酸，能滋肝胆之用，疏达肝木，善治肝木犯脾的泄泻、腹痛之证。总之风燥升阳药的运用，尤适于脾气虚弱和虚寒型患者，对治愈本病、减少复发有一定的意义。

5. 饮食调护

病情的复发均有因可循，诱因包括情志、饮食、劳倦、感染等方面。①节制饮食：饮食不节为最常见的发病诱因。患者在饮食上除了忌酒、浓茶、咖啡、可乐、辛辣刺激、生冷、过期、油腻、油炸食品外，还需注意以易消化、清淡、细软、无渣或少渣、高蛋白、低热量、少纤维、低脂肪、高维生素、营养丰富的食物为主，同时忌食或少食与病情发作或加重有密切关系的食物。②调畅情志：本病与精神因素关系密切，情绪波动或精神异常可构成其病因或诱因。因此，积极调整心态，让患者在情绪上消除恐病心理，不要常处在紧张压力下，对病情改善至为关键；稳定情绪，维持乐观心态，对待病情，排除杂念，树立战胜疾病的信心。③慎适起居：不可太过劳累，保证充分的睡眠及休息，需根据气候的变化，及时加减衣被，避免因劳累、受冷、受热而引起病情的反复发作。

四、验案举隅

丁某，男，19 岁。2019 年 3 月 21 日就诊。患者诉黏液脓血便反复发作半年余。半年来，患者黏液脓血便反复发作，外院查肠镜示直肠黏膜溃充血、水肿，局部溃疡形成，诊断溃疡性结肠炎。曾口服艾迪莎、醋酸泼尼松片，以及使用地塞米松、锡类散灌肠等治疗，效果不佳。2 天前患者饮食不节后病情复发，症见：大便日行 4～5 次，稀便，夹有鲜血及少量黏液，肠鸣时作，左下腹隐痛，偶感肛门坠胀不适，纳谷不香，畏寒怕冷。体格检查：形体消瘦，面色少华，舌质红，苔薄黄微腻，脉细弦。辅助检查：2018 年 6 月 28 日外院行肠镜示溃疡性结肠炎。西医诊断：溃疡性结肠炎。中医诊断：久痢，辨证为湿热蕴肠、脉络受损。治以清肠化湿，凉血化瘀。

处方：黄连 6g，黄芩 16g，地榆 10g，土茯苓 13g，仙鹤草 15g，肉桂 10g，葛根 30g，黄柏 10g，秦皮 16g，苦参 6g，石榴皮 13g，甘草 6g。7 剂，水煎服，每日 1 剂。

灌肠方：炙黄芪 30g，陈皮、防风、枳壳、苍术各 12g，茯苓、白术各 20g，炙党参、炒白芍各 15g，鸡内金、广木香、槟榔各 10g，制香附 9g，青皮 10g。7 剂，浓煎成 100 ~ 120mL，每日 1 剂，灌肠。

二诊：2019 年 3 月 28 日。患者大便日行 2 ~ 3 次，仍不成形，夹有少量黏液脓血，腹痛已缓，无肛门坠胀，无里急后重，纳谷尚可，舌质红，苔薄黄，左脉细弦，右脉细滑。此为肠道湿热未净，兼有脾虚之象，治以健脾扶正，清肠化湿，原方加山药 20g，生黄芪 20g，继服 10 剂，灌肠方不变。

三诊：2019 年 4 月 9 日。患者大便已成形，日行 1 ~ 2 次，无黏液脓血，有时腹胀，面色转华，纳可，舌质淡红，苔薄白，脉细滑。守方去黄连、黄柏、苦参、秦皮、肉桂，并加入党参 16g，茯苓 16g，炒白术 16g，顾护脾胃，继服，巩固疗效。

按：本案患者黏液脓血便反复发作，结合腹痛、肠鸣，证属湿热内蕴，肝脾不调，同时伴有面色无华、纳谷不香等脾虚症状，治以清化湿热，调肝健脾。方中葛根性凉味甘，入脾胃经（六经归属阳明），既能升脾胃之清阳而止利，亦能清热生津，为君药；黄连、黄芩、黄柏、秦皮、苦参清热燥湿，泻火解毒，疏利三焦，助葛根清热厚肠止利，为臣药；土茯苓，味甘性平，归肝、胃经，解毒除湿，地榆、仙鹤草、石榴皮凉血涩肠止利，四药同用共助君臣之效，为佐药；肉桂温行血脉，且配在苦寒药中有反佐之意，为反佐药；甘草甘缓和中，调和诸药，为使药。全方苦寒并用，酸涩兼施，佐以甘味之药调之，使攻而不峻，邪出正不衰，共奏清热除湿解毒、涩肠凉血止利之效。

五、小结

溃疡性结肠炎为直、结肠的局部病灶，但和机体的整体病变密切相关。要注重整体观念，人体为统一的整体，局部病灶是整体病变的反应。调整脏腑阴阳的平衡，可促进局部病灶的吸收，而局部病灶的好转，又有助于整体功能的恢复。在治疗中应分清标本主次，本病其标在肠，其本在脾，脾主运化，为化生之枢纽。当以健脾益气为基本，佐以化湿理气、和血、导滞、温阳、补肾、固涩等法。局部治疗应以消炎解毒、化湿祛腐、活血生肌为原则，合理运用直肠给药，促进溃疡面愈合。

从湿毒瘀论治慢性胰腺炎体会

一、中医对慢性胰腺炎的认识

慢性胰腺炎（chronic pancreatitis，CP）指由各种不同病因引起的胰腺组织和功能持续性损害，导致胰腺实质和胰管组织的不可逆性损害，并伴有不同程度的胰腺内、外分泌功能障碍，其病理特征为胰腺纤维化。传统医学文献记载并无该病明确病名，按照其临床证候特点及表现，多将其归属于"腹痛""泄泻""癥瘕""积聚"等病症范畴。据清代王清任《医林改错》记载："胃内津门之左有疙瘩如枣名遮食，胃外津门左名总提，肝连于其之上。""总提长于胃上，肝又长于总提之上。"胆附于肝右边第二叶。关于其中所描述的"遮食"与"总提"，结合西医学解剖位置与形态特点，位于肝胆、胃肠之间，与胰腺相一致。《素问·六元正纪大论》中记载"民病胃脘而当心而痛，上支两胁，膈咽不通，食饮不下"及《灵枢·厥病》中论述"痛如以锥针刺其心，心痛甚者，脾心痛也"，以上两条文献记述了类似胰腺炎疼痛的特征表现。

根据慢性胰腺炎的中医临床证候特点及表现，其病因病机多归结于长期嗜酒、饮食不节、情志不畅及外邪侵扰等多种因素导致肝失条达，疏泄不利，脾失健运，升降失和，或致脾胃功能损伤，脾胃虚弱，运化失职，导致中焦气机不畅，水湿运化失常，酿生湿热，湿热瘀结中焦，煎熬成痰，痰瘀交阻而结为癥积。肝脾失调，病久则气机郁滞，血脉不行，气滞血瘀，不通则痛，发为腹痛。脾胃运化功能失常，则可见饮食减少，脘腹胀闷不舒，久泻不止，气血来源不足，故面色萎黄，肢倦乏力。脾胃虚弱，运化失权，水谷精微不化，清浊不分，故可见大便溏泄。本病多以虚实夹杂为患，本为脾胃虚弱、肝脾不调，标为湿热、食积、气滞、血瘀、痰浊。本标互为因果，肝脾不调、脾胃虚弱产生湿热、气滞、血瘀、痰浊，以致胰腺出现持久性炎性病变，随着慢性胰腺炎的病理改变持续性存在或进行性发展，又更耗伤肝脾正气，甚至损伤其他脏腑功能，以致正虚邪实同时存在，病深难愈。基于慢性胰腺炎的病因病机，该病辨证论治主要从肝脾和胆胃（胰）论治，同时当以急性发作期和缓解期进行分期论治，且可配合中药膏剂外敷、中药保留灌肠、针灸、推拿等中医外治疗法以提高临床疗效。

　　针对慢性胰腺炎的临床治疗，中医药治疗本病重点在于发扬整体观念和辨证论治思想以调整机体的功能状态，强调"治未病"思想，重在治本，而对反复、持续发作的腹痛，伴胰腺囊肿或脓肿、胰酶缺乏、吸收不良者，应结合西医对症支持治疗，最终达到标本兼治、缩短疗程、提高疗效、降低复发率的效果。

　　青海省地处青藏高原的东北部，干燥、寒冷等是其主要的气候特征，人们为驱寒取暖，无论男女，多善饮酒、多食牛羊肉类。中医学认为，酒精乃湿热毒邪，长期饮用加之多食肥甘厚味可导致机体脾胃运化功能失常，水湿内停不化，湿热蕴结，阻滞气机，气血运行不畅，瘀阻胰胆络脉，不通则痛，病性属实，治以清热利湿，化瘀止痛。李军茹主任医师以黄连解毒汤、茵陈蒿汤为底方，配合化瘀利湿之品，治疗多例患者取效。

相关文献报道：盛淑芬等以大柴胡汤加味，张来义等采用调胃承气汤合芍药甘草汤，王军等采用四逆散加黄芩、木香、郁金等为主方治疗慢性胰腺炎，均收效甚好；金涛等运用清胰左金汤治疗慢性胰腺炎总有效率92.3%；杨慧敏等通过柴胡、黄芩、金钱草、栀子、大黄、番泻叶、金银花、胡黄连、延胡索、丹参等12味中药组成胰胆消炎汤汤剂或颗粒剂治疗慢性胰腺炎患者73例，发现胰胆消炎汤在缓解患者临床症状，改善血液生化、影像学指标方面，以及提高治愈率方面都显示了显著的疗效。可见，中医学通过辨证论治及整体观的思想，方中多味药物共同作用，突出多靶点、多途径、综合性强的特点，且临床疗效明显，在慢性胰腺炎的治疗中具有独特的优势。

二、西医对慢性胰腺炎的认识

1. 临床表现

①症状方面：主要有疼痛、胰腺内分泌功能和外分泌功能损害及其他继发性表现，多见上腹部胀痛、钝痛，放射至两侧腹、腰背部。疾病初期可表现为间断发作或持续存在、逐渐加重的疼痛；当胰腺正常组织坏死及纤维化后，疼痛可能反而得到缓解。根据腹痛的持续时间可分为间歇性腹痛和持续性腹痛，前者包括急性发作后的急性胰腺炎的疼痛，夜间痛、背部痛可间断反复发作，疼痛发作间歇期无明显不适症状，可持续

数月至数年不等，多数可以忍耐；后者常见长期慢性而持续的疼痛和（或）频繁的疼痛加重。我国慢性胰腺炎患者中以间歇性腹痛为多见。胰腺外分泌功能不全早期可无任何临床症状，后期可逐渐出现消瘦、营养不良、脂肪泻等；胰腺内分泌功能不全可表现为糖耐量异常或者糖尿病，我国慢性胰腺炎患者糖尿病发生率近30%。随着病情的发展，慢性胰腺炎后期可出现假性囊肿、胆总管狭窄、十二指肠梗阻、胰源性门静脉高压、假性动脉瘤等局部并发症，少数患者可进展为胰腺癌。②体征方面：上腹部（以左上腹部为多见）或腰肋部压痛或叩击痛，急性发作时可见肌紧张、反跳痛。内、外分泌功能障碍时可见消瘦、舟状腹或营养不良等。当并发胰腺假性囊肿时，腹部可扪及包块；胰源性门静脉高压时腹壁可见曲张静脉。当胆总管狭窄、胰头炎性包块或假性囊肿压迫胆总管下段时，可出现黄疸。

2. 西医诊断标准

基于循证指南临床 CP 诊断标准，从临床表现、实验室及影像学检查、外分泌功能试验及组织学检查等多个方面综合评估，加入对部分诊断困难患者的随访。CP 的诊断标准包括：①特征性影像学表现；②组织病理学特异性改变；③反复发作的上腹部疼痛；④血清或尿胰酶水平异常；⑤胰腺外分泌功能异常；⑥长期酗酒史（男性≥80g/d、女性>60g/d，持续 2 年或以上）。其中①或②任何 1 项典型表现，①或②疑似表现加③④⑤中任何 2 项即可确诊。①或②任何 1 项疑似表现考虑为可疑患者。满足③④⑤⑥中任意 2 项且无其他影像学或组织学表现者，建议在排除其他疾病后长期随访观察。慢性胰腺炎影像学特征性表现包括典型表现和不典型表现。典型表现为：①胰管结石；②分布于整个胰腺的多发钙化；③ERCP（经内镜逆行性胰胆管造影）显示主胰管不规则扩张和全胰腺散在不同程度的分支胰管不规则扩张；④ERCP显示主胰管完全或部分梗阻（胰管结石或蛋白栓），伴上游主胰管和分支胰管不规则扩张。具备上述任何一项即是典型表现。具备下列任何一项为不典型表现：①MRCP（磁共振胰胆管造影）显示主胰管不规则扩张和全胰散在不同程度的分支胰管不规则扩张；②ER-CP显示全胰腺散在不同程度分支胰管扩张，或单纯主胰管不规则扩张，或存在蛋白栓；③CT显示主胰管全程不规则扩张伴胰腺形态不规则改变；④超声或EUS（超声内镜检查）显示胰腺内结石或蛋白栓强回声病变，或胰管不规则扩张伴胰腺形态不规则改变，胰腺的组织学特征性表现包括胰腺外分泌实质减少伴不规则纤维化，纤维化主要分布于小叶间隙，形成硬化样小结节改变等典型表现，不典型表现为胰腺外分泌实质减少伴小叶间纤维化，或小叶内和小叶间纤维化。

3. 治疗方面

西医治疗的首要目标是有效止痛，维持内环境稳定，改善胃肠动力，液体支持治疗，抑制炎症损伤以维护重要器官功能，减少器官衰竭的发生以降低早期病死率，积极祛除病因，控制症状，改善胰腺内分泌及外分泌功能不全，防治并发症等；其治疗一般遵循"保守—内镜—手术"三步走或创伤递升式的治疗理念。缓解期恢复胃肠功能，防止复发，减少或控制局部并发症，降低手术率，维持胰腺内外分泌功能，防止胰腺纤维化的进展，改善患者生活质量。

三、验案举隅

郭某，男，45 岁，既往明确诊断胰腺炎，其间因饮酒反复多次发作，此次仍因饮酒后出现左上腹部胀痛，伴恶心、纳差，经查血清淀粉酶轻度升高、血糖稍升高，腹部 B 超、CT 提示：胰腺组织无明显水肿，考虑慢性胰腺炎，特前来李军茹主任医师门诊诊治。刻下症见：左上腹部胀痛，伴恶心、纳差，反酸，胸骨后烧灼感，口干口苦，舌红边有瘀斑瘀点，苔黄厚腻，脉弦滑数。治以清热利湿解毒，活血祛瘀止痛，予经验方——胰腺炎方。处方组成：炒栀子 10g，黄芩 16g，黄连 6g，黄柏 10g，郁金 13g，泽泻 16g，茵陈 20g，虎杖 10g，片姜黄 6g，丹参 13g，炒枳壳 16g，炙甘草 6g。嘱患者戒烟酒，清淡饮食，注意规律休息。患者服用 5 剂后诸症大减，已无恶心、反酸及烧灼感，口干苦症状减轻，上方加减，继续调理月余，症状消失。

按：朱丹溪在《丹溪心法》中首次提出了酒性湿，明确指出"酒乃湿中发热，近于相火，醉后颤栗"。《本草从新》中亦有记载，"大热有毒。辛者能散。苦者能降。甘者居中而缓。厚者尤热而毒"。酒性大热有毒，长期饮用可导致脾胃运化功能失常，胆胰失于疏泄，日久导致气血不和，瘀阻络脉，可见左上腹部胀痛；湿热之邪蕴结中焦，脾胃运化功能失常，胃气上逆，可见恶心、纳差、反酸、胸骨后烧灼感；湿热之邪蕴结不化，胆胰失于疏泄，可见口干苦，结合舌苔脉象：舌红边有瘀斑瘀点，苔黄厚腻，脉弦滑数，均提示一派湿热毒瘀之实象。李军茹主任医师根据临床古方记载及临床用药经验，予自拟胰腺炎方，在黄连解毒汤合茵陈蒿汤清热利湿解毒的基础上，予郁金、泽泻、虎杖加强清热利湿之效，加之气血不和、瘀阻络脉，故予片姜黄、丹参、炒枳壳以活血行气止痛，配合炙甘草调和药性。以上诸药协同，共奏清热利湿解毒、活血祛瘀止痛之功效，收效显著。

四、小结

中医药治疗具有多靶点、多途径、综合性强等特点，在慢性胰腺炎的治疗中有一定的优势，但在治疗方面应注意分清病证寒热虚实，且当以急性复发和缓解期进行分期论治，急性复发期以气滞、血瘀、湿热、食积、酒毒为主，则以清热除湿、理气止痛、活血化瘀、消食化积以治标；缓解期则以本虚（脏腑虚损）标实（血瘀、水停）为主，则以益气养阴、健脾利水、活血消癥以治本。

黄连解毒汤出自《外台秘要》引崔氏方，为苦寒直折、泻火解毒之剂，原方组成为黄连、黄芩、黄柏、栀子，主治三焦火热炽盛，邪火妄行。方中黄芩泻肺火于上焦，黄连泻脾火于中焦，黄柏泻肾火于下焦，栀子通泻三焦之火，使热从膀胱而出。盖阳盛则阴衰，火盛则水衰，故用大苦大寒之药，抑阳而扶阴，泻其亢盛之火，而救其欲绝之水，然非实热，不可轻投。

茵陈蒿汤主要出自《伤寒论》，为治疗湿热黄疸之常用方，其证属湿热并重，临床应用以一身面目俱黄、黄色鲜明、舌苔黄腻、脉沉数或滑数有力为辨证要点。方中重用茵陈为君药，其味苦寒，苦泄下降，善能清热利湿，为治疗黄疸要药；

臣以栀子清热降火，通利三焦，助茵陈引湿热从小便而去；佐以大黄泄热逐瘀，通利大便，导瘀热从大便而下。三药合用，利湿与泄热并进，通利二便，前后分消，湿邪得除，瘀热得去，黄疸自退。

青藏高原具有干燥、寒冷等气候特色，人们为驱寒取暖，无论男女，多善饮、多食牛羊肉类。李军茹主任医师遵秉古方，汲取古代医家的经验，并结合自身临床实践用药特点及疗效观察，总结出治疗慢性胰腺炎的经验方。该方以黄连解毒汤、茵陈蒿汤为基础，主要用于治疗湿热瘀阻、胆胰失于疏泄型慢性胰腺炎，病性属实。但与此同时，应强调的是，中医临床诊治十分讲求辨证论治、个体化治疗，因此，在辨明寒热虚实的基础上，遣方用药不可拘泥，随证加减，活方活用，以真正发挥中医特色优势。

此外，特别值得注意的是，CP 是一种慢性迁延性疾病，部分患者病情可持续进展，最终造成胰腺内、外分泌功能不全或胰腺癌，因此必须坚持长期随访，建议定期进行血糖、胰岛素、肿瘤标志物、腹部 B 超、CT 或 MRI 等检查，以动态监测和评估患者胰腺内外分泌功能、营养状况以及生活质量。对于肿块型 CP，应定期行血清肿瘤标志物、影像学等检查，必要时行胰腺穿刺活检，以与胰腺癌鉴别。

寻常痤疮的临证经验浅谈

一、寻常痤疮病机分析

寻常痤疮是一种毛囊、皮脂腺的慢性炎症性皮肤病。中医文献中常名其为"粉刺"，因丘疹顶端如刺状，可挤出白色碎米样粉汁而得名。《医宗金鉴·外科心法要诀》记载："肺风粉刺，此证由肺经血热而成，每发于面鼻，起碎疙瘩，形如黍屑，色赤肿痛，破出白粉汁，日久皆成白屑，形如黍米白屑。"本病多发于颜面、前胸、后背等处，常伴有皮脂溢出，多见于青春期男女。

粉刺病机多因素体阳盛，肺胃两经蕴热，循经上蒸于面部而发；或过食辛辣肥甘厚味，湿热内生，上蒸颜面而发；或因情志失调，肝郁气滞，或冲任不调，致使气滞血瘀，气郁化火，上犯颜面而发；或因湿热聚痰，阻滞气血，致使湿热痰瘀互结于颜面等部位，而发为囊肿、结节。临床多以清热解毒、除湿化痰、活血散结为主，常用枇杷清肺饮、黄连解毒汤、二陈汤合血府逐瘀汤治疗此类病症。

二、治疗寻常痤疮思路

李军茹主任医师认为，青年人嗜食肥甘滋腻、冷饮，损伤脾土者有之，缺乏劳动、运动，筋骨柔弱、外强中干者有之，

36

长辈们望子成龙、不让孩子输在起跑线上的誓言和行动使青年在成长的过程中身心压力巨大，尤其是进入初、高中阶段后，学习压力增加，时间更加紧张，很多人在青春期开始出现痤疮，此时病机更为复杂，与长期心肝火旺、肝气郁结、湿热（毒）壅盛、肝郁脾虚、湿浊（毒）蕴肤密切相关。李军茹主任医师结合自己长期临床经验，综四逆散、黄连解毒汤、白虎汤组方之意拟青年痤疮方。

组方如下：柴胡 10g，知母 10g，石膏 30g，炒枳壳 16g，茯苓 20g，炒栀子 10g，黄芩 10g，黄连 6g，菊花 6g，蒲公英 16g，紫花地丁 16g，赤芍 16g，牡丹皮 10g，炙甘草 6g。

煎服方法：①上方取中药配方颗粒剂，每日 2 次，每次 1 格，以沸水约 150mL 冲开、焖化、搅匀、晾温共约 5 分钟，服用。②亦可取成中药饮片，加水 2000mL，浸泡 1 小时，武火烧开文火煎煮两次，两煎共取汁约 500mL，分 2~3 次餐后 1 小时温服。

此方在疏肝解郁的基础上加入黄芩、黄连、菊花、蒲公英等药物达到清热解毒的作用，此外赤芍、牡丹皮凉血消瘀，阳明经行于面部，且很多痤疮患者长期大便干燥，故加入石膏、知母，有清解阳明经热毒邪之意。临证时结合痤疮皮损的位置、色泽、痒痛及查舌按脉，在上方基础上加减化裁。根据痤疮的位置不同常可以调整相应脏腑的引经药及药物克数，如两眼角之间的鼻梁处与心相关；颧骨下方偏内侧部位与小肠相关，偏外侧部位多与大肠相关；两眉头间额头下三分之一处与肺相关；鼻梁中段及两眉中间至太阳穴以上、额头下三分之一处多与肝相关；而胆在鼻梁高处的外侧部分；脾反射区域在鼻头；胃反射区域在鼻翼；肾反射区域在眼外角平线与耳中部垂起直线相交向下至下巴的部位；膀胱反射区域在鼻下人中两侧的鼻根部位；生殖系统反射区域在人中及口唇四周部位。

除中药内服以外，外治法亦是本病的重要疗法之一，李军茹主任医师常用外洗祛毒止痒方内外兼治，提高临床疗效。

组方如下：蛇床子30g，蒲公英20g，贯众20g，黄柏16g，苦参20g，连翘20g，白鲜皮16g，红花16g，淫羊藿16g，炙补骨脂16g。将一剂药加水2500mL，浸泡1小时，浓煎取汁500mL。待温，零星病损皮肤处以棉签蘸汁轻柔涂擦，大片病损皮肤处以小号纯棉毛巾吸汁湿敷。

三、验案举隅

白某，女，30岁。2011年10月7日就诊。面部额头、面颊、鼻翼、唇周、前胸及肩背部多处丘疹、脓疱，瘙痒疼痛，搔抓溃破，口干口苦，口有秽气，心烦易怒，饮食如常，睡眠欠安，自述梦中挥拳踢脚，经常打到床边墙上而痛醒。大便干燥，3~5日一行，小便色深、味重。舌红苔黄腻，脉滑。详询得知其痤疮已反反复复迁延十余年未愈。自小在青海长大，勤学好胜，高考以优异成绩如愿赴知名高校读书，研究生毕业后成功应聘在北京工作，尚未婚配，独自生活。

病案分析：女子以肝为先天，该女自幼勤学好胜，思虑多而运动少，经常通宵熬夜，致心肝火旺、湿热（毒）壅结于阳明。开具李氏青年痤疮方内服，祛毒止痒方湿敷，以期清解阳明经湿热毒邪，凉血消瘀。

处方一（内服方）：柴胡20g，知母10g，石膏30g，炒枳实 16g，白术 30g，厚朴 16g，青皮 10g，炒栀子 10g，黄芩 16g，黄连 6g，蒲公英 16g，紫花地丁 16g，赤芍 30g，泽泻 16g，炙甘草 6g。7 剂。

处方二（湿敷方）：蛇床子 30g，蒲公英 20g，贯众 20g，黄柏 16g，苦参 20g，连翘 20g，白鲜皮 16g，红花 16g，淫羊藿 16g，炙补骨脂 16g。3 剂，每一剂药煎成可服用 2 天。

患者用药一周复诊，自述用药 3 天后痤疮皮损红色减轻、痒痛感减轻，排便一次，成形便，排便顺畅，用药 7 日后新发皮损明显减少，痒痛减轻，局部无搔抓，睡眠、二便转佳。因假期结束要求带处方回北京继续治疗。次年巧遇其母，询之，得知其坚持用药月余，基本治愈，偶有轻微复发，自用上方则愈。其视为秘方，珍藏备用。

四、小结

青春期男女颜面出现的毛囊性红丘疹、小脓疱、结节、囊肿属于寻常痤疮范畴，病机总结来说即为各种原因导致热毒内生上犯颜面而发，故治疗以清热解毒、化瘀理气为主。李军茹主任医师在此基础上针对木郁失疏、君火相火失位施治，并配合中药汤剂局部湿敷治疗取效。但应注意中病即止，守护中气，避免因长期服用清热寒凉之剂而导致脾胃受损。目前本病有病期延长的趋势，部分患者年过 30 岁仍不缓解，多与精神紧张、情志失和、内分泌失调有关。其皮损好发于颜面两侧及下颌部，皮损较深，颜色暗红。治疗应酌加疏肝理气、活血化瘀、软坚散结药物。此外为减少痤疮复发，应注意日常生活调摄，顺应昼夜阴阳变化规律，保持良好作息时间，勿熬夜；用温水洗脸，注意皮肤补水保湿及防晒；忌食辛辣刺激性食物，少食油腻、甜食，多食新鲜蔬菜、水果；保持大便通畅；禁止用手挤压粉刺，以防炎症扩散、愈后遗留凹陷性瘢痕。

胃癌术后中医证治体会

　　恶性肿瘤目前作为危害人类健康的重要因素，已经成为全球各学界重点关注的对象。各恶性肿瘤中 60% 以上为消化系统肿瘤，其中以胃癌、大肠癌最为常见。胃肠道恶性肿瘤目前首选的治疗方法仍以手术为主，若及时发现、及时手术切除肿瘤病灶，可取得较满意的效果。我国大部分胃肠道恶性肿瘤患者发现时，大多已属中晚期，需手术辅以放疗、化疗等治疗手段。由于胃肠道手术后消化道重建改道、手术创伤及麻醉打击等多方因素，将严重影响患者早期胃肠消化功能、免疫功能等，亦较易导致多种并发症，甚至出现残余肿瘤的复发与转移，并且放化疗的毒副反应，使很多患者无法耐受，影响着患者的生存质量和生命安全。李军茹主任医师临证 30 余年，总是鼓励此类患者在应用手术和放化疗治疗基础上再采用中医药治疗，能够促进胃肠运动、消化、吸收功能的恢复，保护胃肠黏膜屏障功能，减轻放化疗带来的毒副反应，提高机体免疫水平及耐受能力，减少术后并发症的发生，改善生活质量，延长生命周期。

一、西医对胃癌的认识

（一）概述

　　胃癌是胃黏膜上皮细胞的一种恶性肿瘤。它是人类常见的消化道肿瘤之一，发病率为（10～150）/10 万，在人类各种常见的恶性肿瘤中排名第五，在所有肿瘤中，致死率位居第三。在我国，每年新发胃癌病例数约占全球的 40%，死亡率在我国各种恶性肿瘤中居第三位。胃癌的发生与地域环境、饮食生活习惯、幽门螺杆菌感染、慢性胃疾病、遗传和基因等多种因素有关。多数早期胃癌患者，无明显特异性症状，部分患者会出现上腹部不适，进食后上腹部饱胀、恶心等非特异性症状，随着病情进展，患者会出现上腹部疼痛加重、食欲下降、乏力、消瘦、体重减轻等，晚期可出现贫血、恶性腹水、黄疸、恶病质等。

（二）危险因素

1. 地域环境及饮食习惯

我国胃癌的发病有明显的地域性差别。西北地区与东部沿海地区胃癌的发病率比南方地区明显偏高。因为该地区人们喜食熏烤、腌制食品，这些食物中亚硝酸盐、多环芳烃化合物含量偏高，具有较高的致癌性。外加以上地区吸烟、饮酒者居多，也导致胃癌的发病率高于其他地区。

2. 幽门螺杆菌（Hp）感染

Hp 感染目前被认为是引起慢性胃炎主要的原因之一，其可引起胃黏膜上皮细胞的过度增殖，导致畸变致癌。其已被世界卫生组织（WHO）判定为 I 类致癌物。Hp 感染是预防胃癌的关键可控危险因素。

3. 癌前状态

癌前状态包括癌前疾病和癌前病变。癌前疾病包括胃息肉、慢性萎缩性胃炎、残胃等；癌前病变指胃黏膜组织的病理学改变，如肠上皮化生及异性增生，都是癌前病变的一种警示。

4. 遗传与基因

现代研究表明，胃癌患者一级亲属的胃癌发病率比其他人高 2 倍，其癌基因、抑癌基因等的改变均有所差异。

（三）综合治疗

1. 手术

目前手术切除被认为是治愈胃癌的唯一手段。内镜下治疗是早期胃癌的首选，主要包括内镜下黏膜切除术（EMR）和内镜黏膜下剥离术（ESD），对于不适合内镜治疗的患者可进行开腹手术或腹腔镜手术，早期患者术后可获得根治，而进展期患者需要根据胃癌病理学类型和临床分期，采用以手术治疗为主，辅以化疗、放疗、靶向治疗等手段的综合治疗，以延长患者生存周期，提高生活质量。早期胃癌术后的 5 年生存率可达到 90% 以上，然而晚期胃癌仍缺乏有效的治疗手段，即使积极采取了综合治疗，其 5 年生存率仍不足 30%。

2. 化疗

化疗分为新辅助化疗、辅助化疗和姑息化疗。

（1）新辅助化疗

新辅助化疗是指在恶性肿瘤局部治疗，在手术前就接受的全身性化疗又称为起始化疗。临床常采用铂类联合氟尿嘧啶的两药方案，或在两药联合方案基础上加紫杉类组成三药联合方案，目的是杀灭癌细胞，缩小瘤体，增加手术切除率，使不可切除的肿瘤变为可切除。

（2）辅助化疗

辅助化疗是做完手术治疗进行的化疗，病理分期为Ⅱ～Ⅲ期的胃癌患者一般术后需行辅助化疗，临床主要使用氟尿嘧啶类药物联合铂类方案。

（3）姑息化疗

姑息治疗主要是用于已存在远处转移、术后复发转移或姑息性切除术后的患者所进行的一种化疗。

一般情况下，所有化疗药物都有血液毒性和消化道反应，故有些患者身体无法耐受。

3. 放疗

放疗也是治疗胃癌的一种重要手段，主要适用于局部晚期胃癌患者，其可联合化疗增加疗效，进一步减少局部复发，保护周围重要脏器损伤。

4. 靶向治疗

人表皮生长因子受体2、表皮生长因子受体和血管内皮生长因子的突变和过度表达，以及其下游信号传导通路的异常激动与胃癌的发生、转移有紧密的关联性，已经成为胃癌分子靶向治疗的靶点。目前临床上常用的靶向药物有曲妥珠单抗和甲磺酸阿帕替尼两种。

5. 免疫治疗

肿瘤的免疫治疗是一种新兴的治疗方法，该治疗能抑制肿瘤细胞的免疫逃逸功能，激活人体自身免疫系统对免疫细胞的监视功能，通过人体自身的免疫细胞杀灭肿瘤，且副作用较放化疗小，有望突破传统治疗方法的局限性，为肿瘤患者提供新方案。

二、中医对胃癌的认识

1. 渊源

中医古籍中虽无"胃癌""肿瘤"病名，但根据临床表现可将其归属于中医的"癥瘕""积聚""伏梁""胃脘痛""反胃""噎膈"等范畴。《圣济总录·积聚门》云："癥瘕癖结者，积聚之异名也。"《素问·腹中论》记载："人有身体髀股胻皆肿，环脐而痛，是为何病？岐伯曰：病曰伏梁，此风根也。其气溢于大肠而著于肓，肓之原在脐下，故环脐而痛也。"《济生方》云："伏梁之状，起于脐下，其大如臂，上至心下，犹梁之横架于胸膈者，是为心积……其病腹热面赤，咽干心烦，甚则吐血，令人食少肌瘦。"表明古代医家已对胃癌有了初步的认识。《灵枢·邪气脏腑病形》曰："胃病者，腹膜胀，胃脘当心而痛……膈咽不通，食饮不下。"《灵枢·经脉》中记载："脾足太阴之脉……入腹属脾络胃……是动则病，舌本强，食则呕，胃脘痛，腹胀善噫，得后与气则快然如衰。"这与临床上中晚期胃癌表现的疼痛、进食梗阻、食少相一致。《丹溪心法·翻胃》云："噎膈、反胃，名虽不同，病出一体，多由气血虚弱而成。"噎嗝主要表现为进行性吞咽困难，饮食不得入或食入即吐，与胃癌所致贲门狭窄的症状一致。《仁斋直指方》中指出"癌者，上高下深，岩穴之状，颗颗累垂，毒根深藏，穿孔透里"。直到张锡纯在《医学衷中参西录》中首提"至西人则名为胃癌，所谓癌者，如山石之有岩，其形凸出也"，"胃癌"一词才被沿用至今。

2. 病因病机

中医学认为胃癌的形成为内外因素交杂而成，内因以机体正气不足为主，外因与饮食不节、阴阳失调、七情之变联系密切，导致脏腑功能、气血津液运行功能失调，日久而发为本病，可以用"痰、瘀、毒、虚"简单概括胃癌病机。而其中，正虚邪恋是肿瘤发病的主要原因，毒和虚又是病机的关键所在。肿瘤的病理特点为本虚标实，整体为虚，局部为实。近代医家也做了深入的研究，胃癌之病变化多端，最终主要以痰、热、毒、瘀、虚混杂为患，互为因果，恶性循环。

3. 辨证论治

辨证论治是中医学极具特色的特征之一，是医生认识疾病、治疗疾病的基本手段。通过望、闻、问、切四诊合参，可对疾病有系统的判断和认识，并给予解决的治疗方法。大多数医家认为胃癌是以本虚标实为特点，脾虚为本，气滞、血瘀、痰凝、热毒为标；初期以标实为主，后期主要表现为本虚。而对于胃癌术后患者，早起主要有脾气虚证、腑实证、血虚证、阴虚证、湿热证、血瘀证六大证候，其中以脾气虚证和腑实证最常见，大多数患者均同时具有上述两种证候。根据多年临证观察，李军茹主任医师认为胃癌术后主要表现为气虚、气滞、血瘀、肝郁、浊毒，故治疗常采用补气、化瘀、疏肝、祛湿解毒法。

三、验案举隅

米某，男，56岁，2018年10月15日以"胃癌根治术后4个月"就诊。患者自诉胃脘部疼痛不适多年，常自行口服药物治疗，4个月前行胃镜检查示胃癌，行手术治疗。术后仍感胃脘部疼痛，伴腹胀满、口干苦，体重下降，乏力明显，不欲食，恶心欲吐，舌淡，苔少，舌下络脉扩张，脉沉弱。诊断为胃脘痛，辨证为肝胃不和、气血亏虚证。治疗以疏肝和胃、理气止痛为主，兼益气养血，选方李氏胃炎痞满方合圣愈方加减。

方药：柴胡16g，白芷10g，延胡索10g，煅瓦楞子（先煎）30g，白及16g，川芎16g，制乳香6g，制没要6g，黄芪30g，当归16g，半枝莲16g，半边莲16g，白花蛇舌草16g，旋覆花（包煎）10g，法半夏10g，人工麝香（吞服）0.1g。7剂，水煎服，日1剂，早晚温服。

注意：人工麝香0.1g包裹于柔软的面包或者馒头芯间以上述中药汤剂送服。

嘱患者清淡饮食，忌辛辣刺激，调畅情志，适度活动，坚持治疗。

二诊：2018年10月29日。自诉用药后乏力稍好转，食欲尚可，无恶心、呕吐，腹胀明显好转，口干、口苦略减轻，近3日睡眠欠佳，余无其他不适。舌淡，苔少，舌下络脉扩张，脉沉弱（较首诊时有力，但较正常人相差甚远）。患者用药后无不适，症状改善明显，故治疗原则不变，予上方去旋覆花，增加黄芪为40g，加酸枣仁30g以安神助眠，考虑久病入血分，病久必有瘀，故加三七粉（冲服）5g增强活血化瘀功效，予处方10剂，水煎服，日1剂，早晚温服，嘱患者清淡饮食，调畅情志，适度活动，坚持治疗。

三诊：2018年11月6日。患者自诉近期为术后最舒服时刻，现除乏力外无其他明显不适，偶进食不慎时感胃脘部隐痛，胀满，体重49.5kg。继续守前方改黄芪为60g增强益气之效，再服15剂。嘱患者务必注意饮食管理。

四诊：略。

五诊：略。

六诊：2019年2月7日。患者之前复诊中偶有恶心、胃胀痛，均辨证给药，乏力明显好转，1月初复查后又现乏力、气短，胃部隐痛，恶心不欲食，体重49kg。遂调整用药：上方加建曲30g，炒鸡内金16g，旋覆花10g，予10剂，水煎服，日1剂，早晚温服。嘱患者药尽后再次复诊。

七诊：2019年2月14日。患者诉乏力较前稍好转，食欲一般，无恶心，体重49kg。故上方去旋覆花，余暂不变。

患者之后多次就诊，间断服上方，病情均平稳，只是每去手术医院住院复查胃部情况后便出现胃痛、乏力、恶心、纳呆，服上方一周后改善，现胃癌术后4年，复查结果均正常，体重已增加至52kg。

按：胃癌为湿（痰）、瘀、毒、虚、滞共见之病。该患者患病日久，损伤人体正气，加之手术创伤耗气伤血及手术对脾胃功能的影响，致气血化生乏力，短时间内人体正气难以恢复，机体无法正常运行，加之术后实邪停滞，六腑之气运行受阻，"六腑以通为用，不通则痛"，故该患者术后表现为疲乏、纳差、胃痛、腹胀。考虑肿瘤患者术后情绪低落，精神较差，多项研究表明肿瘤的发生及预后与患者的心理因素密切相关。中医认为肝主疏泄，性喜条达，肝的疏泄功能正常，则脾胃气机升降有序，水谷精微得以输布，脾胃为气血生化之源，为气机升降之枢,故肿瘤患者术后常在补气、化瘀、解毒的基础上疏肝解郁。

本病总为本虚标实之证,治当补虚泻实,自拟以胃炎痞满方(柴胡、白芷、白及、乳香、没药、三七、瓦楞子、枳壳、黄芪等)为基础,个人经验配以人工麝香活血通经、散结抗肿瘤。方中柴胡疏肝理气,肝气舒则气机畅,脏腑功能相互协调;黄芪补中益气、祛腐生肌,自古为补气圣药,气足则运化功能强,可助脾胃功能正常升降,同时黄芪具有去腐生肌功效,可修复损伤胃黏膜;枳壳行气、宽中,善通中上焦气机阻滞证,犹如"疏通剂"一般可增强调畅气机的动力;白芷、白及、三七生肌、消肿、止痛,此三味药为李军茹主任医师在临床上治疗脾胃病最常用药对之一,其可对胃黏膜进行多方位治疗;乳香、没药有活血化瘀、消肿止痛之效,常用于外科的跌打损伤、疮疡肿痛,为外科系统的要药,李军茹主任医师认为其既然作用于体外可修复表皮黏膜,那么对于体内的胃黏膜,同样可起到一样的效果,通过口服,直达脏腑,起到消肿止痛、敛疮生肌的作用,有"皮膜同治"之意,修复损伤的胃黏膜;加以具有抗肿瘤功效之半枝莲、半边莲、白花蛇舌草、灵芝、麝香;若恶心呕吐者可加以旋覆花、竹茹等;如食欲不振者可加神曲、炒鸡内金等。全方诸药共奏化瘀止痛、益气和胃、疏肝解毒之功。

四、小结

根据李军茹主任医师多年的临床经验,治疗肿瘤的确需要中西医结合,既不能排斥手术治疗、放化疗,也不能否认中医药的治疗获益。胃癌术后患者坚持中医药治疗可明显提高生活质量，延长生命周期，改善术后并发症，减轻放化疗后的不良反应，提升治愈率。中医通过司天、司人、司病证，内外同治，有明显的疗效，不单对于胃癌，对于各种恶性肿瘤，中医药均取得较为明显的功效。中药虽不能完全杀灭癌细胞，但通过整体治疗，调和阴阳，可以提高机体免疫力，改善机体内环境，实现"与瘤共舞，带瘤生存"。中西医并重，扬长避短，最大程度地提高患者生存质量。

第二章

▼

辨证论治，善抓主证

不寐病的辨治经验浅谈

一、概述

中医古典医籍里面并无"失眠"一词，多是以"不寐""目不瞑""不得卧""不得眠"等称之。而"不寐"一词最早见于《诗经》。中医学认为不寐是以不能获得正常睡眠为特征的一类病证，主要表现为睡眠时间、深度的不足，轻者入睡困难，或寐而不酣，时寐时醒，或醒后不能再寐，重则彻夜不寐，发病多与饮食不节、情志失常、劳逸失调及病后体虚等因素有关，病机总属阳盛阴衰，阴阳失调。《黄帝内经》中相关的论述，如《灵枢·口问》云："阳气尽，阴气盛，则目瞑；阴气尽而阳气盛，则寤矣。"后世医家亦多有明确阐述，如《景岳全书·不寐》曰："盖寐本乎阴，神其主也。神安则寐，神不安则不寐。其所以不安者，一由邪气之扰，一由营气之不足耳，有邪者多实，无邪者皆虚。"《临证指南医案·不寐》云："不寐之故，虽非一种，总是阳不交阴所致。"由此分析可见，失眠的病机总属阴阳失调，阳不入阴，那么其一为阴虚不能纳阳，其二为阳盛不得入于阴。此外，《难经》指出了五脏六腑功能紊乱，导致五脏之神无法各自安居其舍，是失眠症的关键病因病机。《素问·逆调论》也指出："不得卧而息有音者，是阳明之逆也……阳明者，胃脉也，胃者，六腑之海，其气亦下行，阳明逆不得从其道，故不得卧也。《下经》曰：胃不和则卧不安。此之谓也。"提到了失眠从六腑论治的思想。明代李中梓亦有云："不寐之故，大约有五：一曰气虚，一曰阴虚，一曰痰滞，一曰水停，一曰胃不和。"可见，临床失眠有虚实之分。肝郁化火或痰热内扰、心神不安者以实证为主。心脾两虚，气血不足，或心胆气虚，或心肾不交，水火不济，心神失养，神不安宁，多属于虚证。故而治疗应以"补虚泻实，调整脏腑阴阳"为总原则，实证泻其有余，如疏肝泻火、清化痰热；虚证补其不足，如补益心脾、益气养血、补益肝肾。同时在泻实补虚的基础上应注重予以安神定志，如养血安神、镇惊安神、清心安神等。当然，根据患者的临床证候特点亦可配合针灸、穴位贴敷等中医特色外治疗法。

中医学博大精深，源远流长，讲究"理、法、方、药""同病异治"，其精彩之处在于"辨"。中医内科学指出：痰热扰心者，则用黄连温胆汤清热化痰；肝火扰心者，用龙胆泻肝汤清肝泻火；心虚胆怯者，以安神定志丸合酸枣仁汤养心安神；心脾两虚者，可用归脾汤补之；心肾不交者，常用六味地黄丸合交泰丸加味。但在实际临证过程中，患者病情往往虚实并见，错综复杂，故诊治须细心体会，仔细分辨，力抓主症，谨守病机，灵活处方，以达效验。

李军茹主任医师遵循古方，汲取古代医家的经验，并结合自身临床实践用药特点及疗效观察，认为临床辨证治疗不寐病，首先要明确患者不寐的主要特点为入寐困难，抑或寐而不酣，抑或时寐时醒，抑或早醒后再次入睡困难，抑或整夜不能入寐。其次要区分虚实，实证多属肝郁化火，湿热扰心，胆胃不和；虚证多因阴血不足，责在心、脾、肝、肾。在治疗上以补虚泻实、调整阴阳为原则。

二、不寐病中医辨证分型

1. 实证

（1）胆胃不和

证候：心烦不寐，急躁易怒，倦怠乏力，纳呆腹胀，头昏头痛，口干微苦，夜间时有盗汗，舌红，苔薄黄，脉弦细。

证候分析：本病多肝气郁结，气滞血瘀，内扰心神则心烦不寐，急躁易怒；气滞血瘀阻碍中焦气机运行，则纳呆腹胀；日久气郁化火，气血失和，生化不足，气血不能濡养四肢百骸，则倦怠乏力；加上疏泄功能失调，导致阳不入阴，引发为不寐；盗汗、舌红、苔薄黄、脉弦细均为血亏阴虚之象。

治法：清胆和胃，养血安神。

方药：高枕无忧方加味。以温胆汤、柴胡疏肝散为基础加减组方，配以石膏清心除烦，麦冬、龙眼肉、远志养阴安神。

（2）湿热扰心

证候：心烦不寐，头重目眩，痰多胸闷，恶食恶心，嗳气吞酸，心烦口苦，苔腻而黄，脉滑数。

证候分析：本证多因饮食停滞，积湿生痰，痰瘀化热，上扰心神则心烦不寐；痰饮瘀积于胸中，阻碍气机则生胸闷；清阳被蒙则头重目眩；中焦气机不畅则恶食恶心，嗳气吞酸；苔腻而黄、脉滑数均为湿热内扰之象。

治法：清利湿热，安神定志。

方药：黄连茯苓汤加赤芍、淡竹叶主之。方中以黄连、茯苓为君，黄连苦寒而燥，茯苓甘淡而补，麦冬甘寒微苦，补肺气又能润之；通草甘淡微寒通百骸之结，利水湿，与车前子共奏祛湿之效；半夏能升能降，助黄连燥湿，加用黄芩清其热，半夏、黄芩、黄连以辛开苦降之妙，开中焦所蕴之湿热；赤芍、淡竹叶清热化瘀除烦；远志能够安神益智、宁心补血、安中，以防黄连苦寒伤及胃气；生姜辛温而润，可温中降逆；甘草调和诸药。

（3）肝胆湿热

证候：不寐，急躁易怒，不思饮食，口渴喜饮，目赤口苦，小便黄赤，大便秘结，舌红，苔黄，脉弦数。

证候分析：本证多因恼怒伤肝，肝失条达，气郁化火，上扰心神而不寐，肝气犯胃则不思饮食；肝郁化火，肝火乘胃，胃热则口渴喜饮；肝火旺则急躁易怒，火热上扰，则目赤口苦，小便黄赤，大便秘结；舌红、苔黄、脉弦数均为热象。

治法：疏肝泄热安神。

方药：龙胆泻肝汤加味。方中龙胆草、黄芩、栀子清肝泻火；泽泻、木通、车前子清利肝胆湿热；当归、生地黄养血和肝；柴胡舒畅肝胆之气；甘草和中；加龙骨、牡蛎、茯神以镇心安神。

（4）厥阴病失眠

证候：入寐困难，常于凌晨1~3点醒来，醒后再难入寐，心烦易怒，口苦，易头汗出，四肢多不温，偶可见手热脚凉，腰膝总觉寒凉无力，纳少，小便调，大便溏，舌尖色红有点刺，舌中白腻淡红舌，边有齿痕，触之肝脉弦细而无力，余脉多弱象。

证候分析：凌晨 1~3 点为厥阴病欲解时，凡病症于此时加重者，可取厥阴治疗。足厥阴肝经主藏血，寄相火，主疏泄，喜条达恶抑郁，其性体阴用阳，若肝阴血不足，则心神失养，故见入睡困难、夜梦多等症；若气郁化火，可见心烦易怒、口苦、头汗出等上热表现。

治法：寒温并用，补泻兼施。

方药：乌梅汤。方中人参、当归益气养血；附子、川椒、干姜温里散寒；干姜、黄连、人参温中清热补津液；乌梅补津清热；桂枝解表；黄柏清热；大米补中；苦酒酸苦泻邪气和水饮；蜂蜜调和诸药。该方寒温并用，补泻兼施，共奏温中清热补津、解表养血补胃之功。

2. 虚证

（1）阴虚火旺

证候：入寐困难，多梦易醒，醒后不眠，头晕乏力，心悸不安，舌质红，苔薄白或光红无苔，脉细数。

证候分析：心肾阴虚，阴阳失交，虚火扰心，心神失养。若肾阴虚，肾水无以上济，心肾阴虚，虚火扰动心神；若心阴虚无以制心火，心火偏盛，日久心肾阴虚，虚热内扰，神无所安。

治法：滋阴清热，养心安神。

方药：虚人不寐汤，以六味地黄汤为底方加味。方中熟地黄养阴补血，填精益髓；山茱萸（酒制）补益肝肾，涩精止遗；山药补益脾胃，化生气血。三药合用，阴血得生。泽泻泄浊以防滋腻；茯苓渗湿健脾；牡丹皮清虚热。三药合用，使补药不腻。炒酸枣仁养心阴，益肝血，宁心安神；远志可交通心肾，安神益智；甘草调和诸药。

（2）心肾不交

证候：心烦不寐，咽干口燥，心悸多梦，腰膝酸软，五心烦热，潮热盗汗，溲赤便秘，头晕耳鸣，神疲乏力，舌红少津，脉沉细数。

证候分析：肾阴亏耗不能上涵心火，心火独亢于上，心神受扰则心烦不寐；肾阴亏虚，不能滋养腰府，则腰膝酸软；阴虚火旺则五心烦热，潮热盗汗，溲赤便秘；神疲乏力、舌红少津、脉沉细数均为阴虚之象。

治法：滋阴清热，养心安神。

方药：黄连阿胶汤加味。黄连味苦而性燥，苦为火之味，燥为火之性，正与心相同，因而最善泻心之君火，因其气寒，又能入肾，以去肾之相火；黄芩气平味苦，亦善清心火，以助黄连清火之功；芍药则善滋阴养血，退热除烦，能收敛上焦浮越之热，下行自小便泻出；阿胶色黑质润，最能滋益阴液；鸡子黄能涵育真阴。上述药物组合成方，以达滋养肾阴、降泻心火之功。

此外，李军茹主任医师认为中医外治理论及疗法博大精深，不论是针刺、艾灸还是贴敷在疾病治疗中都有显著疗效。结合相关文献报道，如：段春霞等在常规肿瘤治疗基础上加用针灸辅助治疗，取患者的神庭穴、印堂穴、双侧神门穴、百会穴、双侧足三里穴、双侧三阴交穴，起到调和阴阳、安心定神之功效，能显著提高患者睡眠质量；单保敏采用灸法，以百会穴为主穴，辨证论治选取配穴，经治疗后患者入睡时间、睡眠时间及觉醒次数均得到明显改善；贺静等通过艾灸双侧涌泉穴配合优质护理大大降低了淋巴瘤患者死亡焦虑感，提高了患者睡眠质量。李军茹主任医师临证时善于内外同治，在不寐治疗中，善于应用涌泉穴穴位贴敷。涌泉穴又称地冲、地衢、蹶心，是足少阴肾经之井穴，是经气涌出之处。该穴记载始见于《灵枢·本输》云："肾出于涌泉，涌泉者足心也，为井木。"涌泉穴（足心）为肾经井穴，是人体位置最低的穴位，具有引气血下行的作用，功为主降，是升降要穴，刺激涌泉穴可滋阴降火，达到宁心安神的作用。

三、验案举隅

张某，男，39 岁。2017 年 8 月 26 日初诊。患者失眠 3 年余，近 3 年来患者因工作压力大及父亲卧病在床导致心情欠佳出现入睡困难，轻者躺下 2 ~ 3 小时入睡，重者仅可间断入睡 2 ~ 3 小时，且夜梦多，次日精神欠佳，头部晕沉，乏力明显，间断口服右佐匹克隆，症状可缓解，停用后反复，今特来李军茹主任医师门诊诊治。刻下：入睡困难，约需 2 小时，间断睡眠时间 3 ~ 4 小时，夜梦多，易醒，醒后难以再次入睡，重则彻夜不眠，次日精神差，伴头部昏重感，口干明显，纳食不佳，舌红，苔黄厚腻，舌根部为甚，舌下络脉稍青紫，脉滑数。治以化痰清热，和中安神。处方：竹茹 10g，炒酸枣仁 30g，龙眼 10g，茯苓 30g，半夏 16g，陈皮 10g，麦冬 16g，枳实 15g，党参 20g，生石膏 20g，甘草 5g。服药 7 剂，各症较前明显缓解，守方加减，继续调理 3 月余，诸症皆平，睡眠良好，精神饱满。

按：该患者因工作及生活压力大，情志不畅，肝气郁结，郁久化热，木旺克土，脾失健运，内生痰浊，痰邪化热，而至痰热扰神，心神不安，故不寐；舌红、苔黄厚腻、脉弦滑皆为痰热之象。方予黄连温胆汤加减清热除痰，调畅气机，和中安神。竹茹甘淡微寒，主入心经，善于清心降火化痰；合用生石膏增强泻火除烦之功。法半夏辛温，配伍陈皮，化痰安神，燥湿和胃。入睡困难，以酸枣仁安神养血，清热除烦。陈皮理气化痰，醒脾开郁；枳实化痰除痞，宽胸行气；党参健脾益气，滋补肺气。以上三者合用，增理气化痰之力，醒脾以助运化，脾运如常，则痰湿自消。茯苓健脾，利水渗湿，补中安神；合用龙眼补益心脾，养血安神，既可利水渗湿以避生痰之源，又兼宁心安神除烦之功。甘草益脾和中，调和诸药。全方协同作用，统筹兼顾，共奏清热化痰、和中安神之功。

四、小结

当今社会状态下，人们面临着不同程度的社会压力，长期情志不舒得不到释放，日久肝气郁结、胆失疏泄、脾胃失和、痰火内扰等扰乱心神而发为不寐，严重影响着人们的工作、生活、学习和健康。辨证施治时应以补虚泻实、调整脏腑阴阳为基本原则，可配合针刺、穴位贴敷等中医外治疗法进行治疗。同时，注重帮助患者进行心理情志调整，克服过度的紧张、焦虑、抑郁、惊恐、愤怒等不良情绪，做到喜怒有节，保持精神舒畅；嘱患者建立有规律的作息制度，从事适当的体力活动或体育健身活动；减少饮用浓茶、咖啡、酒等，减少吸烟，睡前避免从事紧张和兴奋的活动，去除各种可能影响睡眠的外在因素，最终达到身心平衡，改善预后。

泄泻病的辨治经验浅谈

一、泄泻本义

泄泻是以排便次数增多，粪质稀溏或完谷不化，甚至泻出如水样便为主症的病证。通常将大便溏薄而势缓者称为泄，泄者，漏泄之意，如水之漏泄；大便清稀如水而势急者称为泻，泻者，倾泻之意，如水倾注。历代中医药文献中，对泄与泻的区别亦多有描述，如明代董宿的《奇效良方·泄泻门》有云"泄者，泄漏之义，时时溏泄，或作或愈；泻者，一时水去如注泄"。孙一奎根据排泄物的含水量与病势的缓急区分两者，诚如他在《医旨绪余·泄泻辩》中所述："粪出少，而势缓者，为泄，漏泄之谓也。粪大出，而势直下不阻者，为泻，倾泻之谓也。"在《丹台玉案·泄泻门》亦有类似描述："泄者，如水之泄也，势犹稍缓；泻者，势似直下；微有不同，而其为病则一，故总名之曰泄泻。"

二、泄泻病因病机分析

泄泻在《黄帝内经》中称为"泄"，包括濡泄、飧泄等，对其病因、病机、病位皆有描述。《素问·阴阳应象大论》曰："湿胜则濡泄。""春伤于风，夏生飧泄。"《内经选读》中释义为："湿为阴邪，常使脾气困阻，以致水湿不运而多大便稀薄。""春为阳季，风为阳邪，重阳必阴，故夏生之洞泄寒中之阴病。"泄泻病机可为清阳不升，《素问·阴阳应象大论》曰："清气在下，则生飧泄。"责其病位在于下、在于脾，《素问·至真要大论》曰："诸厥固泄，皆属于下。""诸湿肿满，皆属于脾。"随着后世医家对此病认识的不断深入，唐宋以后正式有了"泄泻"病名，可分为暴泻与久泻，病因病机则为外感内伤皆可致其泻，外感如寒湿、湿热之邪留于肠胃，脾胃受损可见泄泻；内伤可因饮食不节、情志劳倦、房劳、年老、久病致肝气抑郁，脾虚失运或肾阳虚衰、脾失温煦亦可见泄泻。其中外感邪气致泻多为暴泻，病性常以实为主。久泻（慢性泄泻）多因情志、内伤而发病，或因暴泻无度，耗伤元气，或因失治或治不对证迁延日久由实发展而成，病性常以虚为主。探究其病机，体虚与湿盛则为泄泻之核心，如李中梓《医宗必读·泄泻》云："脾土强者，自能胜湿，无湿则不泄。"

三、辨治思路

1. 从阴阳论治

《素问·阴阳应象大论》云："阴阳者……万物之纲纪……治病必求于本"。这里的"本"即为阴阳。《类经·阴阳类》云："人之疾病……必有所本，或本于阴，或本于阳，病变虽多，其本则一。"阴、阳是归类病证的两个纲领，无所不在，寒热、虚实、表里可分阴阳，乃至任何疾病的发生、发展皆可由阴阳概括归类。如慢性泄泻虽可兼见湿、热、寒等邪气掺杂其中，但抓其重点，泄泻迁延不愈主要由于素体虚弱，阳气不足，水湿运化代谢失司，停于胃肠而致。阳气者卫外而为固也，阳气不足，寒气生浊，阳气不固，浊阴外泄，故泄泻本为阴病。

2. 从五脏论治

五脏为整体，魄门亦为五脏使。魄门开启功能是否正常与五脏关系密切。慢性泄泻可因五脏功能不调所致，不单责之于脾，脾胃虚弱，运化失司，肝气失调，木乘其土，肾虚（火衰）火不暖土为其主因，且以肾阳不足为重点。

（1）调肝法

肝气不调可致泄泻。《血证论·脏腑病机论》云："木之性主于疏泄，食气入胃，全赖肝木之气以疏泄之，而水谷乃化；设肝之清阳不升，则不能疏泄水谷，渗泄中满之证，在所不免。"肝主疏泄，可疏通、畅达全身气机；脾胃为气机升降枢纽，脾气升清，胃气降浊，脾胃升降平调有序依赖肝气畅达。肝气有余生成胆汁，胆汁疏利于肠道可助脾胃运化，肝失疏泄，则脾胃之气不调，胆汁排泄不畅，则运化失常，清气不升可为飧泄，浊气不降可见痞满或便秘。又肝五行属木，脾胃属土，木克土，土虚则木乘之，脾胃则运化失司，水湿留于肠胃可见泄泻。

泄泻日久可致肝气不调，脾胃气机升降协调依靠肝气调节，但脾胃为中焦气机升降之枢纽，中焦气机升降紊乱又能反制肝气的疏泄，因肝主疏泄亦主情志，久泻不愈者情志多成焦虑状，忧思日久则气机郁滞，即"土壅木郁"，脾失健运而致肝气不调。

（2）运脾法

脾土强者，自能胜湿，无湿则不泄。脾胃者，仓廪之官，受纳运化水谷，《素问·经脉别论》曰："饮入于胃，游溢精气，上输于脾。脾气散精，上归于肺，通调水道，下属膀胱。水精四布，五经并行。"脾胃受损，运化失司，脾胃升降无力，清气不升则见泄泻。且脾胃属土，土克水，若脾胃虚弱，运化失常，则痰饮水湿内生，脾喜燥恶湿，水湿之邪属于阴，水湿困遏于脾则伤其阳，亦可致脾气不升而见泄泻。正如朱丹溪《金匮钩玄》曰："泄泻者，水泻所为也，由湿本土，土乃脾胃之气也。"李中梓《医宗必读·泄泻》云："土德无惭，水邪不滥，故泻皆成于土湿，湿皆本于脾虚。"

（3）温肾法

肾阳虚衰可致泄泻。肾主水，为胃之关，肾阳衰微，脾胃失其温养则关门失利。水饮入胃，经脾气运化，肺气输布三焦，整个过程皆依赖肾气蒸腾作用及肾阳温煦推动。肾为先天之本，脾胃功能正常运行有赖先天温养激发，中焦腐熟依靠下焦肾火熏煮，若肾阳不足，脾阳失其养，则中焦腐熟失权，水谷不化，可见泄泻。汪昂《医方集解》云："久泻皆由命门火衰，不能专责脾胃。"李中梓《医宗必读》云："肾主二便，封藏之本，虽属水，真阳寓焉。"

泄泻日久可伤肾阳，脾胃为后天之本，后天滋养先天，肾藏精且其化生的元气依赖脾胃运化的水谷精微不断充养，脾胃受损，后天气血生化不足，先天不得充养；且水湿又属阴邪，经久不愈，伤其阳气，久病入肾，则伤肾阳。

（4）畅肺安神法

心主神志，为君主之官、五脏六腑之大主，具有控制协调脏腑功能的作用，神为主宰，魄门的开启亦由心神主宰。大肠

64

为传导之官，肺与大肠相表里，肺主气，具有宣发肃降之功，肺气不足则不能通调水道，津液气化失司，留于大肠而致泄。

另外，李军茹主任医师认为在泄泻治疗过程中一定要注重调节气机。气是人体重要组成成分，而气机理论作为整个中医理论体系的一大重要组成部分，贯穿整个体系中，主要就是体现在脏腑气机上。《素问·六微旨大论》指出："非出入，则无以生长壮老已，非升降，则无以生长化收藏，是以升降出入，无器不有。"升、降、出、入作为气机的基本形式，所有脏腑都离不开，因而气机是人体生命活动的根本。最后，李军茹主任医师在治疗时候也十分注重治疗节奏。何谓节奏？喻嘉言所谓"下痢必从汗，先解其外，后调其内"，此之先后便是节奏。在治疗泄泻时，亦有先后之别。泄泻虽总由脾虚，然脾虚也是有因的，如果因感受寒邪或其他外因引起，当先祛除病因，若有外感则配以解表散寒之品，若内中虚寒则温中散寒；如中焦气滞，而见胃脘部胀满不适等症状，不可投以黄芪，黄芪虽补气却又滞气，如果在这种状态下使用，会加重胃部胀满不适的症状，所以应该先疏理中焦气机，气机通畅后再补脾气，此谓之节奏，讲究先后顺序。总的来看，治疗思路可总结为健脾为主，和胃为辅，疏肝为助，温肾为翼，祛湿为充，注重调理节奏。不论是肝气乘脾还是脾气虚，都是以调气为主，故调节气机升降是主要手段。这反映了李军茹主任医师注重脏腑关系、调节气机、治疗节奏的学术观点。

四、临证用药心得

青海地区地处高原，高寒缺氧，居民饮食多生冷、油腻、辛辣，使寒气伤中、脾胃受伤，饮食停滞不化，或致湿热内蕴，化生寒、湿、热、食滞之邪，使脾运失职，升降失调，清浊不分，故发为泄泻。患者病情往往虚实并见、错综复杂，须细心体会，仔细分辨，力抓主症，谨守病机，灵活处方。

对于急性泄泻，应首辨虚实，再辨寒热，对于寒湿困脾型，可用藿香正气散加神术散；对于寒热错杂、气逆湿阻型，可用藿香正气散加半夏泻心汤；对于肝郁脾虚、湿浊阻滞型，可用柴胡疏肝散加平胃散；对于湿热蕴肠型，可用葛根芩连汤加白头翁汤。各型均可对症加石榴皮 10g 以涩肠止泻。

对于慢性泄泻，遵行虚则补之、寒者温之的治疗法则，慢性泄泻主要因机体虚弱，五脏阳气不足，水湿运化失常，气化失司，寒化生浊，留于胃肠，阳气固涩无力，浊阴外泄所致。且泄泻皆见湿邪，湿邪亦属阴邪，治阴当用其阳。"虚则补之，寒则温之"，治疗上应益气温阳，调理五脏。用药可偏于温热、补益之品，以达清其流者必正其源之效。如脾虚湿盛型，可用升阳益胃汤或参苓白术散。忌用攻坚、清利之药，因其人本虚，此类药易伤其本。

五、验案举隅

胡某，男，43 岁，外卖员。2017 年 7 月 26 日前来青海省中医院专家门诊就诊。患者自诉近 1 年来因工作原因进食不规律，偶进食生冷、辛辣及油腻后出现腹泻，日 3~5 次，严重时便如水样，可见未消化食物，口服西药止泻药后症状可缓解，停用后反复，近 1 个月来因熬夜及进食生冷次数增多，腹泻较前明显加重，口服西药后症状较前缓解不明显，腹泻 4~

6次/日，可见未消化食物，腹部胀满不适，纳少，面色萎黄，诉肌肉酸软，乏力明显，小便清长。舌淡胖，边有齿痕，苔白偏腻，舌后部明显，脉细弱。中医辨为泄泻病，治以运脾化湿，方以参苓白术散化裁。组成：党参15g，茯苓30g，白术20g，扁豆15g，莲子肉10g，甘草5g，山药20g，砂仁5g，炒薏苡仁30g，桔梗5g，黄芪40g，石榴皮10g。7剂，水煎取汁400mL，分早晚温服，并嘱患者禁生冷、辛辣刺激性食物。

二诊：2017年8月5日。患者诉腹泻较前缓解，仍感乏力，前方加黄芪10g，继续守方15剂，服药方法及注意事项同前。

三诊：2017年8月21日。患者诉诸症皆平，大便正常，纳食正常，精神饱满，嘱其平素规律饮食，禁生冷、辛辣、刺激食物及烟酒。

按：该患者大便时溏时泻，完谷不化，迁延反复，纳食减少，稍进生冷、辛辣、油腻食物，则大便次数增多，肌肉酸软无力，小便清长，舌淡胖、薄白、脉细弱。脾气亏虚则不能升发，水谷不化，清阳下陷，升降失调，清浊混杂而下，故大便溏薄，夹有不消化食物；脾气虚弱，进食生冷，复伤脾阳，而油腻食品更不易消化，故稍进生冷、油腻，则便次增多；脾在体合肌肉，主四肢，脾气虚则肌肉酸软无力，面色萎黄；气虚运化失司，则纳差食少，舌苔、脉象均为脾气亏虚，湿浊不化之征，治宜补中益气，运脾化湿，方选参苓白术散，醒脾悦色，育神，顺正辟邪。参苓白术散出自宋代《太平惠民和剂局方》卷三，以益气健脾的四君子汤为基础方。人参属纯阳，能升能降，"取其气香而韵，脾性最喜"；白术味微苦、略辛，

"辛燥湿，苦润脾，燥之润之，脾斯健旺"；茯苓味甘而淡，力补脾肺，主治脾胃不和，泄泻腹胀；甘草气和味甘甜，"使补而不至于聚，而泻不至于迅"。此四味甘温益气，健脾渗湿，共助温补脾气。薏苡仁气和味甘，功擅健脾，是淡渗利湿之要药；山药"因其味甘气香，用之助脾，治脾虚腹泻、怠惰嗜卧、四肢困倦"；白扁豆味甘平，性温，《药品化义》卷五云其"与脾性最合，主治霍乱呕吐，肠鸣泄泻"；薏苡仁助山药、白扁豆健脾止泻，和中化湿；莲子为补脾要药，可健脾涩肠止泻，理气醒脾；加具有"载药上行"的桔梗，加强升提上行之力；黄芪升举中焦，补益脾气止泻；石榴皮涩肠止泻。诸药配伍，补脾气之虚，祛停聚之湿，行气机之滞，恢复脾胃纳运之职。

六、小结

随着现代生活节奏的加快，饮食不节、不良生活习惯及心理、情绪等因素的影响，泄泻患者日渐增多，中医以其个性化、整体化和辨证论治的特点，对泄泻的治疗具有独特的优势。泄泻的辨治需因地、因人、因时把握其病机共性和特性。对于急性泄泻，需要根据寒热的不同特点，灵活应用经典名方随证化裁，对于长期的慢性泄泻，也需要分清寒热，重视脾肾，分清主次，以益气温阳、五脏同调为原则，以健脾、温肾、柔肝为主要治法，重点关注肾阳。另除药物之外，还需嘱咐患者注意饮食调护，只有通过药物及生活方式等综合干预，才能促进疾病愈合，减少反复发作。

心悸病的辨治浅谈

一、病机分析

"心悸"的最早描述见于《金匮要略》："寸口脉动而弱，动即为惊，弱则为悸。"人之心气素虚，则心神内怯，气血两亏，心失充养，致神虚怵惕，则寸口脉弱无力。据《伤寒论》记载，心悸多因外感病证的失治误治而成。如太阳病"脉浮者，法当汗出而愈。若下之，身重心悸者，不可发汗，当自汗出乃解"。此条论述泻下或发汗过度，心阳失养，心无所主而发心下悸。又有"伤寒，脉弦细，头痛发热者，属少阳，少阳不可发汗，发汗则谵语，此属胃，胃和则愈，胃不和，烦而悸"。张仲景以为，外感病所致心悸病机主责于气津损伤，其病位在心，或在胃，或在少阳。

《素问·至真要大论》曰："太阳司天，寒淫所胜，则寒气反至……心澹澹大动，胸胁胃脘不安。"此句论述了运气主病，寒邪太过反生热病，火不胜水，则见心悸之症。心悸的发生多与火热之邪相关，涉及心、胆、胃等脏腑，或可由他病及心。

隋代巢元方在《诸病源候论》中提出："心藏神而主血脉。虚劳损伤血脉，致令心气不足，因为邪气所乘，则使惊而悸动不定。"认为心悸乃血脉空虚，复有邪气外干所致。宋代严用和《重辑严氏济生方》中"夫怔忡者，此心血不足也"，宋代杨士瀛《仁斋直指方论》言"人之所主者心，心之所养者血，心血一虚，神气不守，此惊悸之所肇端也"。此二者皆认为心悸主责于心气虚或心血虚。清代唐容川在《血证论》中言："血虚则神不安而怔忡，有瘀血亦怔忡。"明确指出瘀血也会引起心悸。

李军茹主任医师从事临床工作 30 余载，观察到高原气候特点导致气阴两虚、瘀血阻络贯穿心悸病程的全过程。心主血脉，为五脏之大主，为全身血脉的总枢纽，外邪不干，情绪畅达，方使周身血运通畅、肝胆脾肾调达；魂、神、意、魄、志分藏于五脏，但皆由心神主宰，心神得养，心气自足，五脏得舒，故能"形与神俱，而尽终其天年"。心气不足，血运无力，日久不畅则生血瘀，心神难安，百病由生。故多选用麦冬、茯神、酸枣仁、柏子仁等安魂定魄、益智宁神之品补养心神，另根据外感病邪不同辨证论治，并应用不同药物的复杂关系来纠正疾病的偏性，从而达到对心悸的良好治疗目的。

二、验案举隅

1. 气血两虚兼血瘀证案

豆某，女，46 岁，2019 年 3 月 5 日来青海省中医院专家门诊就诊。患者诉近 2 年无明显诱因出现心慌、心中悸动不安，曾前往青海心血管病医院就诊，经检查后确诊冠心病，间断口服单硝酸异山梨酯及丹参滴丸后症状可缓解。近日劳累后上症频发，口服上述药物后症状改善不明显，并出现夜不能寐，心烦急躁，自汗盗汗，多地就医寻求针刺、按摩治疗后症状稍有改善，特前来诊治。现时有心中悸动不安，夜间尤甚，心烦急躁，坐立不安，夜间难入睡，多梦易醒，食纳不佳，大小便正常。舌淡红，可见数条裂纹，苔薄白，舌下脉络紫暗，略扩张，脉细。治疗以益气养阴、安神定志为主。处方：黄芪30g，太子参20g，麦冬16g，炙远志10g，玉竹12g，红花10g，赤芍13g，炒枳壳10g，郁金10g，三七3g，炒酸枣仁16g，珍珠母30g，柏子仁16g。患者服用7剂后心悸次数较前明显减少，夜寐转佳，效不更方，继续调理数月，症状消失。

按：禀赋不足，素体虚弱，或劳欲过度，久病失养，气血阴阳亏虚，致心失所养，发为心悸。劳倦伤脾，生化乏源，而心血虚少，患者劳累过后出现心悸症状加重并伴发不寐，正是由血不养心，神不潜藏引起。此方选用《备急千金要方·妇人方》中内补黄芪汤为主方以补诸不足，退虚热，生气血。李时珍以为怔忡多因血虚、有火，故治疗宜养血清神。据《本草纲目》记载，参、芪、远志可泻心火，去心窍恶血；酸枣仁、柏子仁、珍珠母具有安魂定魄、益智宁神的功效。张介宾在《景岳全书》中提出"上不宁者未有不由乎下，心气虚者，未有不因乎精，此心、肝、脾、肾之气……然或宜先气而后精，或宜先精而后气，或兼热者之宜清，或兼寒者之宜暖"，故此方在补益心气基础上加用麦冬、玉竹、太子参等药以滋阴，益气生津。患者舌下脉络紫暗，是为瘀血之证，上方加红花入心、肝经，可活血化瘀，解郁安神；赤芍主入肝经，善走血分，《本草汇言》记载"泻肝火，消积血"，当代药物研究表明该药与红花、香附等药配伍可治冠心病。诸药联用可达补气养心、解郁化瘀、安神定志之效。

2. 气阴两虚化热证

简某，女，50 岁，2018 年 11 月 22 日来青海省中医院专家门诊就诊。患者诉近 1 年绝经后出现心悸不安，头目眩晕，咽干口燥，烦躁，自觉发热，午后尤甚，虚烦不眠，夜间汗出，醒后自止，纳食、夜寐不佳，大便秘结，小便正常。舌红，苔薄黄，脉细弱。治疗以益气养阴、摄血退热为主。处方：珍珠母 30g，炙远志 10g，淡豆豉 16g，知母 10g，川芎 16g，茯苓 30g，炙甘草 6g，炙香附 10g，栀子 16g，黄柏 13g，当归 6g，女贞子 16g，黄芪 30g，墨旱莲 16g，山药 30g，杜仲 20g，郁金 13g，合欢皮 16g，酸枣仁 30g，黄芩 16g，黄连 5g。患者服用 7 剂后咽干口燥、发热症状明显好转，心悸症状较前稍减，夜寐转佳，效不更方，继续调理数月，症状消失。

按：上方主要由当归补血汤、酸枣仁汤、栀子豉汤、黄连解毒汤等加滋阴、解郁药物组成。当归补血汤中黄芪补气固表，配少量当归养血合营，补虚治本，得黄芪补气以生血，阳生阴长，使阴血渐充，阳气渐潜，则虚热自退。此方蕴含中医补法之一的甘温除大热之法，是由李东垣提出的。此法是采用味甘性温的药物治疗气虚发热或血虚发热。此病案为血虚发热，阴血不足，阴不敛阳所致，宜益气养血，甘温除热，故用当归补血汤治疗。《伤寒论》提出"发汗吐下后，虚烦不得眠；若剧者，必反复颠倒，心中懊恼，栀子豉汤主之"。该方擅治热在气分证，栀子苦寒，入心、肺、三焦，豆豉辛凉，入肺胃，能宣郁热，两药合用，使升降和调，轻清宣泄，而胸膈烦郁得解。黄连解毒汤纯用苦寒，直折火毒，三焦兼顾。三黄分别清三焦火，加入栀子兼导热、引火下行，协同增效，力挫三焦之火毒，使心神得安，有效改善咽干口燥、心烦急躁、夜不能寐等症。酸枣仁汤方中重用酸枣仁以养血补肝，配伍调气行血之川芎，酸收辛散并用，养血调肝，茯苓宁心安神，知母滋阴清热，共奏养血安神、清心除烦之功，配伍三黄以清热，共治肝血不足、虚热内扰之心烦失眠。外加女贞子、墨旱莲等药补益肝肾，滋阴泄热；杜仲用治肝肾不足之头晕目眩；郁金、合欢皮解郁安神；珍珠母重镇安神定惊。上药合用，共同发挥滋补气血、益气养阴、清热解毒、解郁安神助眠的作用。

第三章

▼

学思经典，古方今用

厥阴病欲解时指导下的
乌梅丸临床应用体会

乌梅丸首次出现在东汉医圣仲景所注《伤寒论·辨厥阴病脉证并治第十二》中，作为驱虫鼻祖之剂，又可治疗久泻久痢。《医方考》《伤寒寻源》等古医典籍及全国中医药行业高等教育"十三五"规划教材《方剂学》都将其作为驱虫剂使用。但实际上，自明代至近代以来，很多中医大家都对此提出过不同的观点。大多数医家认为乌梅丸为厥阴病主方，适用于多种厥阴病证的内科杂病的治疗，随着龙砂医学流派的再次兴起，以顾植山教授为代表的龙砂医家们对《黄帝内经》三阴三阳开阖枢理论和《伤寒论》六经病欲解时的重视和研究，该方的运用范围变得更为广泛。身为顾教授弟子的李军茹、李强在青海高原临证时也取得点滴体会，在此总结分享。

一、厥阴之为病

厥阴经是疾病传变的最后一条经脉。厥者，极也，尽也。疾病到了厥阴，或者说阳气衰至极，就有阳气耗尽而死亡的可能；或者说阴寒至极，格阳于外，被郁滞厥阴的相火，郁极乃发，从而就出现了阴尽阳生。《素问·至真要大论》云："两阴交尽也。"大概是说三阴经欲解时与三阳经欲解时存在较大差异性，太阳、阳明、少阳欲解时时间可相互接续，厥阴、少阴、太阴三经欲解时存在不衔接、重叠的情况，盖厥阴风木在太阴湿土、少阴君火之后，有阴气极尽、阳气生发的含义。《素问·阴阳离合论》云："是故三阴之离合也，太阴为开，厥阴为阖，少阴为枢。"大致可以理解为厥阴风木为阖、太阴湿土为开、少阴君火为枢，阐述了三阴三阳川流不息、周而流转的运动规律。从一日十二地支来阐述，"孳萌于子，万物滋下"，午夜子鼠之时虽万物收敛、潜伏，但阳气的生发、萌动也在此时，进一步印证了厥阴风木乃阴阳二气顺接之时，故而仲景《伤寒论》阐述"厥阴病欲解时"为丑至卯上（凌晨 1 时至 7 时），此时正为阴尽阳生，由阴入阳之时，东方厥阴风木生发之势。《伤寒论·辨厥阴病脉证并治第十二》第 326 条云："消渴，气上撞心，心中疼热，饥而不欲食，食则吐蛔，下之利不止。"此因寒邪郁遏厥阴相火，厥阴肝气郁极乃发，气机逆乱，君相失济，水火失衡；盖厥阴内藏相火，其消渴，乃相火上冲，木郁化火，灼烧津液所致；气上撞心，心中疼热，乃因厥阴肝经夹胃，上贯胸膈，厥阴相火循经上冲，中焦气机不相顺接；饥不欲食，食即吐蛔，乃因厥阴肝木乘太阴脾土，且阴寒尚未消退，运化失司，脾胃同属中焦湿土，脾胃受克，运化精微失司，故胃中空虚也；下之即利，乃因脾虚肠寒，太阴湿土更遭厥阴风木攻伐，出现土虚木乘之泄泻。故综上言之，厥阴之为病乃因阴尽或阳生不能正常转化，从而阴阳之气不相顺接所致。

二、乌梅丸的组方思想

乌梅丸以乌梅为君，蜀椒、细辛、黄连、黄柏为臣，附子、干姜、桂枝、人参、当归为佐，炼蜜为使。其原方用法：上十味，各捣筛，混合和匀；以苦酒渍乌梅一宿，去核，蒸于米饭下，饭熟捣成泥，和药令相得，纳臼中，与蜜杵二千下，丸如梧桐子大。空腹时饮服10丸，一日3次，稍加至20丸。《素问·至真要大论》曰："厥阴之胜，治以甘清，佐以苦辛，以酸泻之。"意思是甘为土味，化生金气；培土生金，脾肺共生，进而风木受克，脾土不受邪；佐以辛苦，苦为少阴君火化生太阴脾土，辛为太阴金气佐制厥阴风木；木曰曲直，性喜条达恶抑郁，逆其性收之，是作泻。《素问·至真要大论》另载"厥阴之复，治以酸寒，佐以甘辛，以酸泻之，以甘缓之"之法，大致可以理解成酸为木味，寒为水气；木之其泻以酸；木火相生，宜清以寒也，佐以甘辛者，木盛土衰，以甘补土，辛从金化，以辛制木也……酸泻甘缓，皆木之正味，而为正治。如果能真正领悟上述经典条文，就不难解释乌梅丸遣酸、苦、辛、甘味于一方蕴含多层意义了。其一，辛甘化阳暖中焦脾土，酸甘化阴敛厥阴生发之性，苦辛合用佐肺金平抑肝木攻伐之势。其二，川椒、干姜、人参为大建中汤，取其温补脾阳、健运中焦之意。其三，乌梅味酸性温平，其酸入肝，又具有益肝柔阴、敛阴涩肠之功，能敛浮热，逆肝性，用量需大；黄连、黄柏大苦大寒，苦寒直折其中，使阳气内敛不至于过度浮越；细辛、肉桂、附子、蜀椒、干姜大辛大热，温补中焦，后天养先天，继而火暖诸阳；党参、当归益气养血，益养肝阴，调补五脏。其四，人参、干姜也符合"厥阴病欲解时"，两阴交尽，由阴出阳，阴之初尽，即是阳之初生之意。其五，用法中以苦酒浸渍乌梅一夜，然后将乌梅放在米饭下蒸熟捣成泥状，此用法不难看出乌梅得苦酒而酸敛增加，与米饭同蒸可增补中焦之性，炼蜜为丸既增其补益中焦之力，又可佐制诸寒药败胃之势。整方可见大苦大寒合大辛大热之药，寒热错杂，清热而不助寒，温阳而不化火，祛邪而不伤正，扶正而不助邪。

三、验案举隅

1. 胃脘痛伴四肢冰凉案

李某，男，59 岁，农民，2021 年 3 月 8 日来青海省中医院门诊初诊。患者诉于 1 个月前每晚 1 点左右开始出现胃脘胀痛伴有反酸、烧心、嗳气、口干渴，伴下肢足趾麻木、四肢冰凉，以下肢为甚，易疲劳，无恶心、呕吐，睡眠欠佳，以入睡困难为主，舌色淡红，舌苔薄黄，舌体稍胖大，舌两侧可见暗红斑点，边有齿痕，舌下络脉轻度扩张，脉弦细，大便稍溏，小便可。患者既往有糖尿病病史 10 余年，平素门冬胰岛素餐前皮下注射早 8u、中 8u、晚 8u，甘精胰岛素注射液（来得时）睡前皮下注射 12u。血糖控制在餐前 6～8mmol/L，餐后 10mmol/L 左右。

根据伤寒六经辨证，辨为厥阴病之属。方选乌梅丸：乌梅30g，细辛 3g，干姜 9g，黄连 9g，当归 6g，附子（先煎）6g，蜀椒 6g，桂枝 6g，党参 6g，黄柏 6g。15 剂，浓煎取汁400mL，分 2 次温服，早、晚各 200mL。

二诊：2021 年 3 月 23 日。患者诉胃脘部不适、睡眠差等症状明显缓解，仍感反酸、疲劳、口干渴。

原方基础上加海螵蛸 30g，生黄芪 60g，生牡蛎 30，生龙骨 30g，7 剂以巩固疗效。

三诊：2021 年 3 月 30 日。患者诉胃脘痛及反酸、口干明显好转，睡眠佳。鉴于患者病情好转，故效不更方，继续巩固疗效，嘱其药毕后来院复查。

之后随访中患者诉胃部不适症状未再复发。

按：患者胃脘胀痛及反酸、烧心、口干渴等一系列症状出现在夜间 1 点，按张仲景《伤寒杂病论》阐述"厥阴病欲解时"为丑至卯上（凌晨 1 时至 7 时），由阴出阳之时，东方厥阴风木生发之势，若阴阳两气不相交接，阳气难出，此阴盛阳衰故也，若厥阴枢机不利，则少阳相火亦不能来复，故厥阴病最重要的是调通厥阴枢机，患者表现出来的病象、脉象及治象当属厥阴病之属。患者服药后诸证减轻，虽仍感反酸、疲劳、口干渴。患者口干渴，疲劳，考虑厥阴风木太过，脾土受邪，津液不上承，生黄芪及生龙骨、生牡蛎升降调气，黄芪重在升举后天脾胃的阳气，龙骨为"飞禽"，牡蛎为"深水之物"，生龙骨、生牡蛎配伍黄芪可以调节身体气机，使气机顺畅；海螵蛸为沉降之物，患者反酸为胃气上逆、阳明不降之象，故以此药降胃气，通阳明，符合《素问·至真要大论》云"厥阴之复，治以酸寒，佐以甘辛，以酸泻之，以甘缓之"之法，顾植山教授认为，厥阴为两阴交尽、由阴出阳之时间节点，正如柯琴所说，为"阴之初尽，即是阳之初生"。厥阴有其特殊性，如"得天气之助"，邪退正复，"值旺时而解"则病愈；反之，则疾病不能向愈，甚至可逆转少阴成危重者，故厥阴欲解时的临床意义尤为突出。对于临床各种疑难杂病，如果下半夜 1~3 点（丑时至卯时）间出现相关症状或症状加重者，皆可选择乌梅丸。盖厥阴肝主藏血，寄相火，主疏泄，喜条达而恶抑郁，对脾胃的受纳、运化和全身气机的调畅起促进及推动作用，且肝藏的血是人体阴液中最精华的部分，其量和太阴脾所主水谷精微，和少阴所主水液比较量最少，手厥阴心包经代心用事，心包内藏相火，故大凡发于凌晨 1 时至早上 7 时之胃脘痛均可归为厥阴病类，此时阴尽阳生，易于出现阴阳气不相顺接而致阴阳失调，故而中焦气机枢纽升降失司，症见胃脘隐痛、嘈杂、吞酸之证，伴有寒热夹杂之候，不可妄用苦寒泻下或辛温补益。但乌梅味酸气温平，能敛浮热；黄连、黄柏味苦性寒，泄热止呕；细辛、肉桂、附子、蜀椒、干姜辛热温阳散寒；党参补气助阳；当归养血补肝之体，使得阴出阳入，阴阳相交，使得脾胃气机畅达，诸症自消。

2. 失眠案

陈某，男，33 岁，2021 年 2 月 27 日前来我院门诊就诊。患者诉约 2 年前因精神压力大，长期郁闷不舒，睡眠质量开始下降，夜间乱梦纷纭，白天精神欠佳，常感疲惫，在青海大学附属医院就诊，诊断为睡眠障碍，后间断服用酸枣仁胶囊、中药汤剂、右佐匹克隆片治疗，症状稍有好转。近半年来入睡时间延长，入睡后梦魇不断，每于凌晨 1~2 点醒来，醒后难以入睡，每晚睡眠时长为 2~3 小时，平素怕冷，以四肢为主，伴心烦易怒、小腹凉、口淡喜热饮、晨起口苦，易生口疮，小便可，大便稀溏，舌体胖大，边有齿痕，舌质淡嫩，舌边红，苔白，脉沉紧。根据六经辨证，辨为厥阴类证病。治以暖肝阳散寒，以安魂助眠为主，方以乌梅丸加减。组成：乌梅 15g，干姜 6g，制附片（先煎）20g，细辛 6g，桂枝 20g，川椒 10g，黄连 6g，黄芩 10g，党参 20g，当归 20g，柴胡 15g，五味子

10g，酸枣仁 16g。6 剂，中药配方颗粒，每日 1 剂，早晚开水冲服。并嘱其放松心情，白天可适当运动，睡前可听一些助眠的音乐。

二诊：2021 年 3 月 3 日。患者自诉服用 5 剂后睡眠较前改善，梦魇减少，睡眠时间延长至 5 小时左右，怕冷、口苦、口疮较前缓解，小便可，大便日 2 ~ 3 次，质稀，余情况同前。患者目前睡眠好转，但是大便质稀，故将黄连量减至 3g，干姜加至 10g，9 剂，服法同前。

三诊：2021 年 3 月 11 日。患者心情愉悦，诉睡眠时间明显延长，可至 6 ~ 8 小时，梦魇明显减少，怕冷、腹泻、心烦易怒、小腹凉、口苦等症状明显改善，小便可，大便日 1 次，舌体胖大，有齿痕，舌质淡，苔白，脉沉。患者睡眠时长已基本正常，目前心情舒畅，故去酸枣仁、五味子、柴胡，9 剂，服法同前。

四诊：2021 年 3 月 21 日。患者诉坚持服药后诸症缓解，睡眠维持在每日 7 小时左右，继续守前方 12 剂，嘱其可以 2 天 1 剂，保持心情舒畅。

之后微信随访，患者诉睡眠质量尚可，时长约 7 ~ 8 小时。

按：本案患者为青壮年男性，长期精神压力诱发失眠，患者以失眠为主诉，伴乱梦纷纭，噩梦不断，常在夜间 1 ~ 2 点醒，醒后入睡困难，是肝阳虚，肝失疏泄，魂无所藏，独游于外，魂不守舍，神魂不安所致。肝阳虚，虚寒内生，气机失调，气血运行不畅，阳气郁而不达于周身四末，出现肝脉虚寒之象，表现为乏力、怕冷、小腹凉、腹泻、性欲低下、口淡喜热饮等虚寒表现；肝阳虚，肝失去调达之性，郁而不畅，久则形成郁虚之热，表现为心烦易怒、晨起口苦、易生口疮、舌边红等郁热内扰之象。本方以干姜、制附片、川椒、细辛之大热之性温补肝阳；党参、当归助肝气，补肝血，复其肝体；黄芩、黄连清其郁虚之热；乌梅丸大酸大敛，摄其肝魂，以五味子助之，合酸枣仁安神定魂；柴胡疏肝气，干姜、附子性辛散，黄芩、黄连性苦降，复其气机。患者服药5天后睡眠时间增加至5小时，噩梦明显减少，说明方证相应，疗效初显，后根据患者怕冷、心烦易怒、腹泻等症状改善，减寒凉药物剂量，继续服用本方，直至缓解，可见乌梅丸治疗肝阳虚所致失眠疗效确切。

3. 咳嗽案

洪某，男，2岁，2020年3月26日就诊。患儿家属代诉，反复咳嗽1月余，以夜间（凌晨2~3点）及晨起为著，咳声清脆无痰，纳食欠佳，纳乳可，大便干，2~3日1次，舌淡红，苔薄白，指纹淡沉。诊断：咳嗽，寒热错杂证。方用乌梅5g、细辛1g、干姜3g、附片1g、当归3g、桂枝2g、太子参5g、黄柏3g、黄连1g。3剂，每晚睡前炒川椒2粒煮水25mL冲服2格，睡前服。

二诊：患儿家属代诉，服药3日，尤以夜间咳嗽缓解较为明显，晨起偶咳，咳声清脆，纳食欠佳，纳乳可，夜眠尚可，大便干，2~3日一解。

按：《伤寒论》六经病各有"欲解时"，但临床上经常欲解不解，而在欲解时又往往发生一些病症，历代学者不明所以，成为《伤寒论》中的疑文。龙砂医学代表性传承人顾植山教授从五运六气开阖枢演绎欲解时，把六经病欲解时释为

"相关时"，解开了千古疑团。例如厥阴病的欲解时从丑至卯上，凡在丑时（凌晨1~3时）发作或加重的疾病，都与厥阴有关，用厥阴病代表方乌梅丸治疗常能取得奇效。

4. 头晕案

江某，男，6岁。家属代述，2020年春节期间突发眩晕，后持续加重半年，劳累后加重，易怒，后半夜易醒，曾先后前往儿童医院、红十字医院行CT、脑电图、心电图、彩超、血常规检查，未见异常。舌淡，苔薄白，脉弦细。处方：炒乌梅16g，炒川连3g，炒黄柏3g，熟附片（先煎）3g，北细辛（先煎）2g，川桂枝5g，炒川椒1g，淡干姜3g，潞党参6g，炒当归6g。7剂，每日1剂，水煎服，首剂夜间服。一周后复诊，患儿服上方后眩晕好转。随访3个月未再复发。

5. 哮喘案

马某，女，50岁，油漆工。患者有过敏性哮喘病史30年，平素体弱，劳累后及油烟刺激后哮喘发作，2020年12月14日就诊。一周前劳累后再发，喘憋，喉中有哮鸣音，双肺闻及呼气相干鸣音，伴有双下肢轻度凹陷性水肿，失眠，疲乏，凌晨1~2点易憋醒，醒后喘鸣加重，需吸入沙丁胺醇才能缓解，口干，口苦，口渴饮不解渴，自觉内热，停经半年，饮食二便正常。舌淡苔白有齿痕，左脉沉细，右脉弦。治以乌梅丸。处方：炒乌梅40g，炒川黄连6g，炒黄柏9g，熟附片（先煎）3g，北细辛（先煎）3g，川桂枝5g，炒川椒3g，淡干姜3g，潞党参9g，炒当归9g。7剂，每日1剂，水煎服，首剂夜间服。

二诊：患者喘憋消失，双肺未闻及干鸣音，双下肢水肿明显缓解，仍觉疲乏，以膏滋剂调补，组方原则为右归饮合大补肝汤合静顺汤，酌加牛膝、木瓜。

后随访半年，患者哮喘未发。

按：本案患者哮喘发作在凌晨 1~2 点，符合"厥阴欲解时"（丑至卯上）的特点，同时兼有口渴、内热、"阴阳气不相顺接"的厥阴病特征，故选用乌梅丸进行治疗。因病机明确，药证相和，故能应手而效。

龙砂医学研究院陶国水教授认为，临床运用乌梅丸，要重用乌梅。乌梅是未成熟的青梅果实，性类厥阴，且生气旺盛，可助阳气升发，使"两阴交尽"、阴尽阳生之际阴阳顺利转化，则疾病顺利完成传经而向愈。因此，乌梅作为乌梅丸之灵魂药物，必须重用，方能取效。《神农本草经》记载，乌梅有"下气，除热烦满，安心，止肢体痛"之效。张志聪在《本草崇原》中论述乌梅云："酸也。主下气者，得春生肝木之味，生气上升，则逆气自下矣；除热烦满者，禀冬令水阴之精，水精上滋，则烦热除而胸膈不满……梅实结于春而熟于夏，主敷布阳气于腠理……"

6. 功能性子宫出血案

孟某，女，15 岁，2021 年 8 月 16 日初诊。患者 15 岁月经初潮，学习压力大，月经淋漓不净，经期 20 余天，夜眠差，后半夜易醒，经用黄体酮、痛血康胶囊等止血、雌激素等治疗，病情未能控制，遂来我科，证见体瘦，面色萎黄，唇淡，月经色淡，腹部无压痛，舌体瘦，舌色淡，脉细数。证属肝肾亏虚。

乌梅丸：炒乌梅 40g，炒川黄连 6g，炒黄柏 9g，熟附片

（先煎）3g，北细辛（先煎）3g，川桂枝5g，炒川椒3g，淡干姜3g，潞党参9g，炒当归9g。3剂，每日1剂，水煎服，首剂夜间服。

二诊：患者夜眠改善，出血明显减少，效不更方，乌梅丸加减：炒乌梅40g，炒川黄连6g，炒黄柏9g，熟附片（先煎）6g，北细辛（先煎）3g，川桂枝10g，炒川椒3g，炮姜10g，人参10g，炒当归20g，阿胶（烊化）20g，艾叶炭20g，川芎16g，地黄40g，白芍30g，炙甘草10g。3剂，每日1剂，水煎服。

三诊：继服前方3剂。

后随访，患者出血完全停止。

按：《临证指南医案》指出"女子以肝为先天"。《灵枢·经脉》记载肝足厥阴之脉循股阴，入毛中，过阴器，抵小腹，布胸胁，循咽喉。因此肝对女性生理、病理有直接影响。顾植山教授通过五运六气理论解读六经实质，提出了"辨象、辨时、握机"相结合的经方运用思维方法。乌梅丸所主治之厥阴病的病机为枢机不利，阴阳气不相顺接；病象为寒热错杂。厥阴病欲解时为丑时至卯时，这段时间正值阴气将尽，阳气初生，证属厥阴。阴阳之气不能顺畅交接，故而出现寒热错杂的各种见证，且有部分症状在下半夜出现或加重的特点。本案抓住患者后半夜易醒的时间节点，紧扣月经病的厥阴属性，且乌梅丸兼具气血双调、寒热同治、标本兼顾之功。二诊加用胶艾汤，《金匮要略·妇人妊娠病脉证并治第二十》云："妇人有漏下者，有半产后因续下血都不绝者，有妊娠下血者。假令妊娠腹中痛，为胞阻，胶艾汤主之。"《千金翼》卷二十云胶艾汤:"主治男子绝伤,或从高堕下,伤损五脏,微者唾血,甚者吐血及金疮伤经内绝;妇人产后及崩中伤下血多,虚喘欲死,腹痛下血不止……归经:此足太阴厥阴药也。"方义:四物汤以养其血;阿胶以益其阴;艾叶以补其阳;和以甘草,行以酒势,使血能循经养胎,则无漏下之患矣。故能九剂收功。

四、结语

乌梅丸清上温下,寒热并用,以调肠寒胃热,邪正兼顾,扶正祛邪,是调治寒热错杂的有效经方,虽然归为驱虫剂,但实为和解剂,和解气机枢纽,使阴阳相交、气机畅达。医家刘有余曾言"凡阳衰于下,火盛于上,气逆于中诸证,皆随证施用",指出无论因寒、因热、是虚、是实,大凡因阴阳气不相顺接者,皆可遣方乌梅丸。国医大师蒲辅周曾强调"外感陷入厥阴,七情伤及厥阴,虽临床表现不一,谨守病机,皆可用乌梅丸或循其法而达异病同治"。顾植山认为,厥阴为两阴交尽、由阴出阳的时间节点,正如柯琴所说,为"阴之初尽,即是阳之初生",有其特殊性,如"得天气之助",邪退正复,"值旺时而解矣",故病愈;若不能"得天气之助"而"值旺时而解",则疾病不能向愈,或逆传少阴转为危重。可见,"厥阴病欲解时"的临床意义尤为突出。病至厥阴,两阴交尽,由阴出阳,一阳初生。丑时至卯时,若厥阴病欲解不解,不能"随天气所主之时"而"值旺时而解",则阴阳气不相顺接,故临床证候转著。南京中医药大学附属医院史锁芳主任中医师在跟随顾植山学习后,将乌梅丸运用临床,取得显著疗效,他总结临证治疗哮喘时,只要具备哮喘发作或加重的时间在厥阴欲解时（丑至卯上），临床具有喘逆上气、烦满，以及风木犯肺出现的上热（头面、上胸热或口渴等）下寒（腿脚肤冷或便溏）之证两个特点，即可放胆运用乌梅丸，每收捷效。故而，无论是从疾病发展的角度，还是从方证研究的角度，临证都不可拘泥于单方单证，应不断探究病机核心，方可在疾病的研究方面得到更好的进展。正如《黄帝内经》所强调的"谨守病机""无失病机"，审证求因，辨证施治，则可效如桴鼓。

瓜蒌枳壳汤临床应用体会

一、概述

《万病回春》中记载有宣肺化痰、行气和胃之瓜蒌枳壳汤。此方虽治痰郁证，看似为肺系用方，实则也可用于消化系统疾病，且效果满意。《灵枢·经脉》指出："肺手太阴之脉，起于中焦，下络大肠，还循胃口，上膈属肺。""胃足阳明之脉，起于鼻……其支者，从大迎前，下人迎，循喉咙，入缺盆。"肺与胃通过经脉直接相连。手太阴肺经为十二经脉气血循行之始，手太阴肺经起于中焦，其气血运行有赖于胃气的灌注，经气从胃而出，灌注于肺。《灵枢·动输》中云："胃为五脏六腑之海，其清气上注于肺，肺气从太阴而行之。"《素问·经脉别论》指出："食气入胃，浊气归心，淫精于脉。脉气流经，经气归于肺，肺朝百脉，输精于皮毛。"《素问·玉机真脏论》云："脏气者，不能自致于手太阴，必因于胃气，乃至于手太阴也。故五脏各以其时，自胃而至于手太阴也。"肺与胃在经络气血运行上亦相互依赖。肺胃在五行理论中为母子相生的关系，肺五行属金，胃五行属土，土生金，故胃为母，肺为子。胃气是肺化生和输布气血津液的源泉，太阴肺气必得阳明胃土的供养才能生化不息。胃为水谷之海，胃气充盛，气血津液上输，才能润养于肺；若胃气亏虚，水谷受纳失常，精微不化，则肺金失养，肺气虚弱。方中瓜蒌清热涤痰，宽胸利气，润燥滑肠；桔梗宣肺祛痰，属肺金；枳壳行气消积；陈皮理气健脾，属脾土；郁金行气解郁，属肝木；淡豆豉宣发郁热，和胃消食，属心火；牛膝引热下行，属肾水，紧紧围绕脾胃为中轴四维辐射。黄元御在《四圣心源》记载："中气衰则升降窒……气病则痞塞而不宣。四维之病，因于中气。"中焦脾胃升降相宜，纳运相得，则中气运化如常，黄元御曰："中气者，阴阳升降之枢轴，所谓土也。中者，土也。"中土脾胃主宰升降之权，脾主升，胃主降，以中气为枢轴，组成人体的圆运动结构。脾胃为中轴的动力之源，而主导脾胃升降气机的中气为核心驱动能源。人秉大气五行而生脏腑，秉木气而生肝脏与胆腑，处人体之左；秉火气而生心脏与小肠腑，处人体之上；秉金气而生肺脏与大肠腑，处人体之右；秉水气而生肾脏与膀胱腑，处人体之下；秉土气而生脾脏与胃腑，处人体之中。彭子益言："中气如轴，四维如轮，轴运轮行，轮运轴灵。"脾土居圆运动之轴，余四脏为其轮，轴旋转于内，轮升降于外，十二经之经气随着轴轮运动周而复始，循环不息。李军茹主任医师根据圆运动原理及多年临证经验，由瓜蒌枳壳汤加减化裁而成开胃方，其用药精简，价格低廉，效果颇佳。方中瓜蒌清热化痰，润肠通便；枳壳、陈皮理气健脾；淡豆豉宣发心火；郁金行气开郁；桔梗宣肺止咳；牛膝引热下行。七药共奏理气和胃、宣肺化痰之效，治疗消化不良、小儿食积、便秘、咳嗽、喘证等疾病均有一定疗效。

二、验案举隅

1. 小儿食积案

李某，男，8岁，2019年12月29日初诊。患儿家属诉近期患儿纳差，每次进食几小口后不欲食，口中有异味，大便干结，3~4日一解，见形体消瘦，面色萎黄，舌尖红，苔薄白，舌下络脉可，脉滑数。治疗予以化积和胃，理气行滞。方药如下：瓜蒌10g，枳壳10g，淡豆豉10g，郁金6g，桔梗4g，陈皮8g，牛膝4g。中药颗粒剂6剂，每日2次，每次1格，沸开水冲、焖、混匀，温服。

二诊：2020年1月5日。患儿药后纳食量增，每餐可食一小碗，口中异味减轻，大便成形，1~2日一行，面色较前有光泽，舌淡红，苔薄白，舌下络脉暗红，脉滑。治疗予上方加减：瓜蒌16g，枳壳10g，淡豆豉8g，郁金6g，桔梗4g，陈皮8g，牛膝4g，茯苓12g。中药颗粒剂，9剂，依上法开水冲服，每次1格，每日早晚各服1次。

三诊：2021年1月14日。药后患儿已痊愈，面色红润，体重上升2kg。家长要求开6剂药备用。

按：中医治疗疾病是多方位、多元化的，通过所学理论，我们从不同的角度辨证均可取得满意的疗效。患儿不欲食，口中异味，大便干结主要与胃肠郁火有关。方中枳壳行气消积，陈皮理气健脾，同属于脾土，位于圆运动中轴，为升降之枢纽；瓜蒌清热利气，润肠通便，桔梗宣肺，肺与大肠互为表里，肺病可通过直接治肺，也可通过治肠而祛肺中之疾，肠中疾病亦可通过治肺而达到治肠的目的，肺位于中土之右，郁金行气开郁，火位于中土之左；淡豆豉宣发郁热，和胃消食，位于中土之上；牛膝引热下行，位于中土之下。四轮紧绕中轴循环运转，机体功能恢复正常，则病渐愈。

2. 老人咳嗽案

孙某，男，73 岁，2020 年 1 月 16 日初诊。患者既往有慢性阻塞性肺疾病（chronic obstructive pulmonary disease，COPD）病史多年，每年冬春季咳嗽明显，近期无明显诱因咳嗽加重，自觉喉间有痰，咳痰不出，偶有喘憋感，饮食一般，睡眠欠佳，凌晨 1 点易醒，醒后不易入睡，大便干结，小便频数，舌红，苔白略腻，舌下络脉紫黑扩张，脉沉细。治疗予以宣肺化痰，降逆平喘。方药如下：瓜蒌 30g，枳壳 16g，淡豆豉 16g，郁金 10g，桔梗 8g，陈皮 10g，怀牛膝 10g，茯苓 30g，桑白皮 16g，葶苈子 30g，苦杏仁 10g，川牛膝 10g。10 剂，水煎服，每日 1 剂，早晚温服。

二诊：2020 年 1 月 28 日。患者咳嗽明显减轻，告知服药 8 剂时已基本无痰，不适症状均明显改善。

按：慢性阻塞性肺疾病简称慢阻肺，是一种以咳嗽、咳痰反复发作和进行性加重的气短和喘息为主要临床表现的老年病、慢性病，进行性发展的气流受限为其特征，属中医"肺胀"范畴。肺胀的记载最早见于《黄帝内经》，《灵枢·经脉》曰："肺胀者，虚满而喘咳。"又曰："手太阴之脉……是动则病肺胀满，膨膨而喘咳。"《金匮要略》中指出本病为"咳而上气，此为肺胀，其人喘，目如脱状"。而在《证治汇补》里进一步述："肺胀者，动则喘病，气急息重，或左或右，不得眠是也。"后世医籍对本病记载甚多。古代医家多认为肺胀的发生常因久病肺虚，痰浊潴留，复感外邪，诱使病情发作加剧。本病与肺、脾、肾关系最为密切。该患者实为本虚标实，故在治疗时应在益肺、健脾、补肾的基础上，兼顾祛邪。方中瓜蒌、桑白皮、葶苈子、苦杏仁降逆平喘，淡豆豉、郁金清热化痰，桔梗宣肺化痰，枳壳、陈皮、茯苓健脾祛湿，怀牛膝、川牛膝补肾。诸药合用，共奏宣肺化痰、降逆平喘之效。

三、小结

中医医师对于同一个疾病可能有不同的见解，但都能使患者症状得以改善，始终抓住圆运动的中轴运动，紧绕核心运转，各轮相互作用，共奏其效，方能抵达病所，为患者解除痛苦。

善抓病机，巧用圣愈

圣愈汤出自朱丹溪所著《脉因证治》卷四，曰："金疮出血太多，脉沉细者生，浮数实大者死……圣愈汤治出血太多。四物汤、人参、黄芪。"在此配伍人参、黄芪，取其补气以生血，即"有形之血不能速生，无形之气所当急固"之义。朱氏认为"四物皆阴，行天地闭塞之令，非长养万物也""血虚以人参补之，阳旺则生阴血也"，故创圣愈汤（四物汤加参、芪）以补气以助生血。清代医家张秉成在《成方便读》中云："一切补血诸方，又当从此四物而化也。"柯韵伯亦说："取参、芪配四物，以治阴虚血脱等证……此六味皆醇厚和平而滋润，服之则气血疏通，内外调和，合于圣度矣。"

后世医家为血虚证立法组方时，均强调补气以生血的重要性。如李杲认为："血不自生，须得生阳气之药，血自旺矣，是阳主生也。"清代吴瑭在《温病条辨》卷四"治血论"云："血虚者，补其气而血自生。"《本草求真》亦云："血属有形，凡有形之物，必赖无形之气以为之宰，故参、芪最为生血要药。"医学大家根据气血生成及其关系认为，气血两者本就对立统一，异名同源，一源二歧，二者之间为阴阳互根的客观规律。如清代顾金寿《重订灵兰要览》进一步指出："气与血，犹水也，盛则流畅，少则壅滞。故气血不虚则不滞，既虚则鲜有不滞者。"且瘀血的形成又可影响新血的生长，即所谓：

"瘀血不去则新血不生。"血虚之证，血行每每不能畅达，易凝滞成瘀，正如《灵枢·天年》说："血气虚，脉不通。"唐容川《血证论·吐血》曰："瘀血之去，乃新血日生。"

李军茹主任医师长期在青海高原从事中医药防治本地区常见病、多发病及疑难病的临床诊疗及基础研究工作，她勤学善思，博闻强识，认为青海地区具有中高海拔地区的地理特征、长冬凉夏的气候特点，适者生存，对寒冷气候的长期习服使该地区人群饮食以偏嗜高蛋白、高脂肪、高热量食物为主，进而易于发生消化不良，中气失运，痰湿内生，出现寒湿阻滞，湿郁化热，燥湿相兼。大气中氧含量低导致环境缺氧、清气不足，宗气生成乏源，使气虚血瘀、血络瘀阻贯穿多种不同疾病的发病全过程。气为血之帅，气行则血行，故气滞日久，必致血瘀，即久病必有瘀、病久入络之意。另外，长期饮食失调，使脾胃运化受纳功能障碍，水谷精微生化乏源，进而加重气血亏虚，导致气弱血虚。李军茹主任医师认为古方圣愈汤的组方方义符合青海高原多种疾病发病的病因病机，故临床常采用圣愈汤与他方合方，治疗多种疾病，体现了中医"异病同治"的精神。

一、圣愈汤加减治疗经期头痛

王某，女，44岁，反复头痛、头晕1年余。患者诉1年前因劳累后出现头痛、头晕，已在某医院多次就诊，查血常规、血压、头颅CT均未见明显异常，其医院诊断为神经性头痛，服药日久不效。患者自幼体质较弱，常感周身乏力，气短懒言，纳呆食少。每遇经期或劳累后头痛、头晕加重，特来诊。现症见：头痛头晕、面色黧黑无华，无目眩耳鸣、呕吐，少语懒言，疲乏无力，舌质暗淡，苔薄白，边有瘀斑瘀点，舌下络脉紫黑扩张，脉涩，重按无力。治疗以补益气血，化瘀止痛。处方：黄芪50g，党参13g，当归20g，川芎20g，白芍10g，熟地黄16g，藁本16g，白芷10g，益母草10g，炙甘草6g。患者服药7剂后头痛明显减轻，守方续服数剂而愈。随访半年，未见复发。

按：李军茹主任医师临证注重观舌查脉，尤其重视观察舌下舌质、舌下脉络形色质等的变化。司天司人司病证，综合判断阴阳虚实变化，重视调治气血阴阳。中医认为"气为血之帅，血为气之母"，《医方考》亦云"气者百骸之父，血者百骸之母……气旺则百骸资之以生，血旺则百骸资之以养"。四物汤是中医补血名方，加参、芪，名圣愈汤，丰富了中医气血相依、阳生阴长、气能生血理论的科学内涵。本案患者平素食少纳呆，脾虚生化乏源，致气血不足，遇经期失血，或劳累后伤津耗气，动则阳气外张，故经期及劳累后气血亏虚加重、头面失荣，头痛、头晕，面色无华；气血亏虚，因虚而滞，致瘀血头痛，清阳不升，血虚脑髓失于濡养，头痛、头晕、脑力不济。治宜补血益气，活血化瘀，用圣愈汤益气养血，化瘀止痛。有形之血生于无形之气，人参、黄芪能大补脾肺之气，补气以生血。李军茹主任医师认为此处黄芪为君药，成人起始用量为50g左右，依据患者用药后反应（症、舌、脉变化）调整药量；血虚血行每每不能畅达，易于凝滞成瘀，瘀血阻络，不通则痛，故配川芎行气活血，既助当归以行血，又防血虚而致血瘀。李军茹主任医师认为此处川芎用量要大，成人多用

20g以上。加藁本、白芷为头痛引经药。诸药合力，庶可建功。

二、圣愈汤加减治疗痛经

李某，29岁，女，经期或经后反复小腹疼痛不适5年，喜按小腹，小腹有空坠感，月经量少，色暗，血块多，平素易心悸，失眠，神疲乏力，面色少华，舌质淡暗，苔薄白，边有齿痕，脉涩无力。辨为气血两虚兼有血瘀。治宜益气补血，活血化瘀。方用圣愈汤加减。处方：黄芪30g，党参10g，熟地黄16g，白芍30g，川芎16g，当归20g，桂枝10g，大枣6g，益母草（煎汤代水）50g，红花10g，炙甘草6g。7剂，水煎服，早晚服用。1个月后复诊，患者称经行腹痛明显减轻，神疲乏力感减轻，守方续服数剂而愈，未见复发。

按：妇人以血为先天，而气为血之帅，气能生血、行血、摄血；血为气之母，能生气、载气。故妇人有疾，多气血同病，治疗亦当气血兼顾。圣愈汤为气血双补益气活血之良方，临证化裁用之，能使气血旺盛调畅而经行如期。该患者由于素体虚弱，气血本虚，经血外泄，加重气血亏虚，胞宫、胞脉失于濡养，故出现"不荣则痛"见小腹疼痛不适；气血亏虚致冲任不足，血海亏虚，故见月经量少；气血虚不能濡养心神，故心悸、失眠，面色少华；气血亏虚，因虚致瘀，故见经行色黯夹有血块，舌质淡黯。治宜补益气血，化瘀止痛。选用圣愈汤、桂枝汤合方化裁治疗，方中黄芪、桂枝、党参补气温中，通经止痛；熟地一味，既可补血滋阴，又能补肾填精，精充则能生血，当归、白芍养血缓急止痛，川芎、益母草、红花活血化瘀，炙甘草、大枣健脾胃护中气以生气血。诸药合用，共奏补益气血、化瘀止痛之效。

三、圣愈汤加减治疗脾胃病、肿瘤术后

李军茹主任医师还擅长运用圣愈汤加减治疗脾胃病、胃肠道癌前病变及胃肠道恶性肿瘤术后、放化疗后及间歇期。通过30余年的临床观察及实验研究，她认为青海高原地区脾胃病及胃肠道恶性肿瘤较为多见，可能与青海高原缺氧、寒冷、干燥等气候特点，以及当地居民嗜食高热量及高脂肪食物、腌制类蔬菜，好饮酒等饮食习惯有关。相较脾胃虚弱证、肝胃不和证、肝胃郁热证，以气虚血瘀证、寒湿困脾证、湿热蕴毒证、燥湿相兼证更为常见，且以面色黧黑、舌下络脉紫黑、扩张、迂曲、结节，证属瘀毒者多见。在分型论治基础上酌情加入益气养血化瘀之圣愈汤、通瘀散结之人工麝香，取得疗效。

四、验案举隅

马某军，男，62岁，农民，2019年8月12日初诊。主诉胃部恶性肿瘤术后胃痛、呕吐6个月。患者就诊前6个月因胃痛在当地医院住院，查胃镜、病理后确诊胃癌，行手术治疗。术后持续胃痛，食量急剧减少，呕吐，术后2个月体重下降超过15kg，消瘦明显，极度乏力，卧床不起。医生劝其出院休息。查外周血提示：重度贫血，血小板减少。患者来诊时无法站稳行走，由3位家人架扶着进入诊室。症见胃脘部疼痛不适，食入即吐，口干不欲饮食，嗳气频作，声音低微，短气乏力，动辄汗出，极度消瘦，大便干、量少，四五日一行，溲

可，寐差。舌淡红，中见深裂纹2条，舌苔满布白腻苔，中焦部位见舌燥少苔，舌下脉络紫黑扩张有小结节，六脉皆虚。虑及病史属大病外伤，伤及肺脾气阴，气阴大虚，燥湿瘀相兼，中气壅滞，治以白术厚朴汤、圣愈汤合方化裁。处方：白术30g，厚朴16g，法半夏10g，肉桂6g，藿香10g，青皮6g，陈皮6g，炮姜6g，旋覆花（包煎）10g，炙甘草6g，黄芪60g，党参13g，熟地黄20g，当归16g，赤芍13g，白芍13g，川芎16g，人工麝香（装胶囊，以汤药送服）0.1g。7剂，水煎服。患者服药一周，复诊时自己走进诊室，自诉诸症减轻，呕吐停止，能少量进食，面露微笑。观中气渐复，效不更方，守上方减去旋覆花、赤芍，加白花蛇舌草16g，半边莲16g，半枝莲16g，继服7剂。服毕胃痛减轻、食量略有增加，无呕吐。此后患者经常复诊，要求继续服药以巩固疗效。现随症加减治疗2年余，患者面色红润，体重恢复5kg后保持稳定，饮食正常，食量较生病前略有减少，二便正常，寐可。舌淡红，苔薄白，舌下脉络色暗红，紫黑扩张及结节均消失。患者每半年去当年做胃大部切除术的医院复查，胃镜示无复发，各项实验室指标基本正常。患者每日干农活，锻炼行走2万余步，不觉劳累。嘱其保持心情愉快、营养全面、七成饱、少食辛辣刺激油腻之品，建议劳逸结合，每日步行8000至1万步较为合适。

按：该患者以胃癌术后就诊，详询病史知其平素饮食不节，湿毒郁结致病。如《医学正传》说"致病之由，多由纵恣口腹，喜好辛酸，恣饮热酒煎煿，复餐寒凉生冷……日积月深……故胃脘疼痛"。术后患者恢复极差，持续胃痛、呕吐，消瘦明显，体质虚弱，极度乏力，为癌瘤及外伤损伤肺脾，气阴大伤，中气已不能维持生命活动。舌淡红，中见深裂纹2条，舌苔满布白腻苔，中焦部位见舌燥少苔，舌下脉络紫暗扩张有小结节，六脉皆虚。舌色脉症均为肺脾气阴大伤，燥湿瘀相兼，中气壅滞、上逆，治以白术厚朴汤、圣愈汤合方，加旋覆花降逆和中，人工麝香消瘀散结。该患者及家人信任医生，依从性好，医患配合取效。

柴胡桂枝汤应用心得

一、柴胡桂枝汤方义浅析

柴胡桂枝汤源自张仲景《伤寒论》第 146 条："伤寒六七日，发热，微恶寒，支节烦疼，微呕，心下支结，外证未去者，柴胡桂枝汤主之。"本方原为伤寒太阳少阳合病而设，为少阳、太阳表里双解之轻剂，因少阳、太阳之证俱轻，故以小柴胡汤、桂枝汤原量减半合之，由桂枝（一两半）、黄芩（一两半）、芍药（一两半）、人参（一两半）、甘草（一两，炙）、半夏（二合半，洗）、大枣（六枚，擘）、生姜（一两半，切）、柴胡（四两）等药物组成。

小柴胡汤扶正祛邪，表里同治，寒温并用，升降同调。方中柴胡、黄芩、半夏、生姜祛邪，又有甘草、大枣、人参之补益扶正，是扶正祛邪共用；柴胡为治疗少阳要药，可疏畅气机，升发阳气，达表透邪；黄芩可清肺胃肝胆之热，主降，加之半夏燥湿行津，乃表里同治也；柴胡、黄芩之凉以清解气郁之热，佐辛温之半夏、生姜，是寒温并用也；柴胡主升，黄芩主降，一升一降，枢机通利。

桂枝汤被誉为"平补阴阳之第一方"。方中桂枝性温，味辛甘，透营达卫；芍药性凉，味酸苦，益阴敛营；两药合用，辛甘化阳，酸甘化阴，辛酸、开合以调和阴阳，和营固卫。生姜、大枣相加，既可助桂枝之阳，又可助芍药之阴，同时升散气津，以助气化及津液散布。甘草益气和中，调和诸药。全方在滋阴和阳的同时兼顾调和营卫，益气补血，故桂枝汤为仲景群方之魁。

本方为小柴胡汤与桂枝汤的合方，伤寒大家刘渡舟先生言：“小柴胡汤和解少阳，疏肝利胆，清调气机；桂枝汤解肌发表，调和营卫。两方合用，既可以和营卫，调阴阳，又能疏肝胆，利枢机。”

二、桂枝汤及小柴胡的主证及出现的条文

1. 桂枝汤在《伤寒论》中的条文及主证

桂枝汤作为伤寒群方之冠，其论述贯穿伤寒全篇，非太阳篇独有，然立方主旨为太阳中风证而设。《伤寒论》中有关桂枝汤方证的条文共22条，桂枝汤适应证概括为以下几点。

①太阳病，发热、汗出、恶风、脉浮缓、浮弱者。

②病常自汗出，或时发热汗出者。

③发汗或下之后，而表未解者。

④太阳、阳明并病，汗多，脉迟表未罢者。

⑤病下利而脉浮弱，或自汗出者。

⑥霍乱吐利止，而身痛不休者。

具体条文有12、42、53、54、234、387条等。根据上述条文可以推导出桂枝汤四大主症：发热、汗出、恶风、脉缓。

2. 小柴胡汤在《伤寒论》中的条文及主证

小柴胡汤为“和解之剂”，《伤寒论》中有关小柴胡汤方证的条文共14条，小柴胡汤适应证概括为以下几点。

①伤寒少阳证。

②妇人热入血室。

③疟疾等病而见少阳证者。

④黄疸等病而见少阳证者。

具体条文有 96、97、99、144、276、379 条等。根据上述条文可以推导出小柴胡汤的八大主症：口苦、咽干、目眩、往来寒热、胸胁苦满、心烦喜呕、默默不欲食、脉弦。

三、验案举隅

1. 失眠案

张某，女，47 岁，2019 年 3 月 18 日前来青海省中医院就诊。患者诉约 3 年前因家庭琐事与人发生口角后胸闷不舒、嗳气叹息，当晚入睡便困难，反复转侧难能入睡，此后经常失眠，在我省各大医院辗转求治，口服酸枣仁胶囊、逍遥散、右佐匹克隆片治疗，失眠仍反反复复。近 2 个月来因生意亏损压力过大，感入睡困难，睡着易醒、梦多，自汗、恶寒、阵发性烘热、口干、口苦，胸胁满闷，疲乏，纳欠佳，精神差，小便略黄，大便稀溏，日 1 次，舌暗淡，苔薄黄，舌下脉络迂曲、轻度扩张，脉弦。

根据六经辨证，辨为太阳、少阳合病，治以调和阴阳，畅达气机，安神助眠。方以柴胡桂枝汤加减：柴胡 20g，黄芩 16g，法半夏 15g，党参 10g，桂枝 10g，生白芍 20g，炙甘草 6g，生姜 3 大片，大枣 6g，郁金 10g，黄芪 50g。7 剂，水煎取汁 400mL，每天早晚温服。并嘱其适当放松心情，合理释放不良情绪，睡前可听舒缓助眠的音乐，不剧烈运动，每晚睡前将药渣再次煎煮泡脚20分钟左右。

二诊：2019年3月25日。患者诉服完3剂药后，睡眠稍好转，做梦次数减少，每晚睡眠时长可达3小时左右，胸闷不适症状缓解，口干、口苦略有缓解，以晨起为甚，未再恶寒，但仍有汗出，以头汗为主，上方加黄芪10g，浮小麦30g，7剂，服药方法及注意事项同前。

三诊：2019年4月1日。诉睡眠质量明显改善，每晚睡眠时长接近正常6~7小时，汗出、口干、口苦症状也较前好转，上方减郁金，余药不变，继续10剂，巩固疗效，服药方法及注意事项同前。

四诊：2019年4月11日。患者精神面貌明显好转，诉睡眠质量基本正常，睡眠时长约7~8小时，余症状皆好转，上方继服10剂，服药方法及注意事项同前。后随访中患者诉睡眠质量尚可，未诉其他不适。

按：患者为中年女性，情志不遂时间过长，出现气机逆乱，营卫气血失和，出现失眠。正如朱丹溪云："气血冲和，万病不生，一有怫郁，诸病生焉。"《灵枢·口问》云："卫气昼日行于阳，夜半则行于阴，阴者主夜，夜者主卧……阳气尽，阴气盛，则目瞑，阴气尽而阳气盛，则寤矣。"说明卫气定时出入营阴、阴阳交替所形成的睡眠-觉醒的生理过程。柴胡桂枝汤由小柴胡汤和桂枝汤各取其半量而成。小柴胡汤是治疗少阳病的主方，少阳主枢，通于三焦之气，故小柴胡汤有调畅气机、和解表里、燮理阴阳之功；桂枝汤为调和营卫之主方，《素问·五脏生成》云："人卧则血归于肝。"桂枝达肝，芍药敛肝，肝收发有度，肝血藏泻适宜，肝魂自安，睡眠亦佳；柴胡疏肝理气，黄芩清热，柴胡配伍黄芩和解少阳枢机，畅达气机；法半夏除痰，党参补气，大枣养血安神，郁金、黄芪解郁敛汗止汗。全方诸药合用共奏调和阴阳、畅达气机、安神助眠之功。

2. 痤疮案

黄某，女，22岁，2019年6月6日前来青海省中医院就诊。患者自诉3年前因工作变动后常熬夜，睡眠不足，面部开始出现痤疮，多在双侧面颊、鼻周处，见结节样丘疹，色暗淡，伴压痛，鼻部黑头较多，毛孔粗大，面部油腻。患者平素常熬夜工作，习惯吃宵夜，喜甜食、冷饮，极少运动，性情急躁，口干口苦，易汗出，烦热，大便溏结不调，痛经，舌淡，边间红，苔白腻，脉弦细。

四诊合参辨为少阳枢机不利，治以和表解里之法。方以柴胡桂枝汤加减：柴胡20g，黄芩16g，桂枝10g，白芍20g，炙甘草6g，法半夏15g，党参10g，生姜6g，大枣6g，茯苓30g，炒白术16g，赤芍30g，淡竹叶16g，黄芪40g，防风10g，砂仁3g。10剂，水煎取汁400mL，早餐前及晚饭后服。嘱患者保证睡眠与用餐规律，适当进行体育锻炼，调畅心情，尽量避免熬夜，忌食宵夜、甜食、冷饮，注重面部的清洁与保湿，每晚睡前将药渣再次煎煮泡脚20分钟左右。

二诊：2019年6月17日。患者面色红润，面颊、鼻部丘疹颜色较前变浅，数量较前减少，无压痛，黑头、毛孔粗大、面部油腻症状较前改善，汗出较前减少，小便可，大便成形。

按：少阳病提纲证为口苦、咽干、目眩。患者口干、口苦，脾气暴躁，烦热，脉弦细，此乃少阳证，提示肝胆郁热，少火被外邪郁闭；结节样丘疹伴压痛提示气机不畅；鼻周皮损明显、皮肤状况差、大便溏结不调则提示脾胃中焦受邪，郁热在里；面部毛孔粗大、面部油腻、易汗出等症状属营卫不和，腠理不固，表虚在外。患者起居无规律及频繁熬夜的生活习惯，使人体的阳气在夜间不能入潜，久则损耗阳气，而在夜间进食，且喜食甜食、冷饮，则易阻碍脾胃，格阳于上，使虚阳上浮，痰瘀聚集于内，中焦失调，营卫不固，邪实由里达表。结合舌脉表现，此为表虚里实、虚实夹杂之征。故该患者的治法应为和表解里，平调寒热阴阳，利三焦气机，方选柴胡桂枝汤加减，防风可配合桂枝解表调营；砂仁、厚朴行气化湿，使中焦气机舒展；柴胡、黄芩行气解热，郁热退除，重在调理脾胃本虚，党参、白术、茯苓与炙甘草共用能运脾补气，脾气得运，则水湿得化；赤芍、淡竹叶清退郁热。以上各药相配伍，寒热平调，既不过于苦寒，又不滋腻碍胃，既清热而不伤阳，又平补而不助湿，全方平调气血寒热，调畅气机，中病即止，加强和表解里之功效。诸药共用，一方面解少阳郁热，疏利肝胆气机，另一方面推动胃气化生，调和营卫，则可以运化体内水湿，促进皮损处的新陈代谢，则痤疮症状与临床兼症均得以缓解。

3. 胃脘痛案

李某，男，45 岁，于 2020 年 5 月 6 日来青海省中医院就诊。患者自诉平素工作压力较大，情绪易激动，半年因工作琐事与同事吵架后出现胃脘疼痛，未予重视，近 1 个月来，感胃脘疼痛加重，伴恶风、汗出、乏力、泛酸、口干、口苦，舌质淡红，苔黄腻，脉弦弱。胃镜示慢性萎缩性胃炎伴糜烂；反流性食管炎。C14 呼气实验提示幽门螺杆菌阳性。辨为太阳、少阳合病，少阳枢机不利。治以和解少阳，畅达气机，宣通营卫。方以柴胡桂枝汤加减：柴胡 20g，黄芩 16g，法半夏 10g，炙甘草 6g，党参 30g，生姜 3 片，大枣 15g，桂枝 12g，白芍 30g，海螵蛸 30g，黄芪 50g，白芷 10g，白及 16g，三七 4g，乳香 6g，没药 6g。7 剂，水煎取汁 400mL，早餐前及晚饭后服。嘱患者规律用餐，适当进行体育锻炼，调畅心情，忌食辛辣刺激、生冷、腥臭、甜食，每晚睡前将药渣再次煎煮泡脚 20 分钟左右。

二诊：2020 年 5 月 13 日。患者诉服药 3 剂后胃脘痛减轻，乏力好转，仍感恶风、汗出，晨起口苦，于上方加黄芪 10g，枳壳 10g，青皮 10g，7 剂，服药方法及注意事项同前。

三诊：2020 年 5 月 20 日。患者诉胃脘痛、恶风、汗出已基本缓解，前方 7 剂巩固疗效，服药方法及注意事项同前。后随访过程中，患者诉已无不适症状，2020 年 12 月复查胃镜提示慢性浅表性胃炎，C14 呼气实验提示阴性。

按：患者中年女性，平素情绪易激动，日久肝气不舒，少阳枢机不利，脾虚气滞，少阳统管足少阳胆腑与手少阳三焦经，是人体的枢纽，有疏利三焦的作用，少阳胆腑清利，则肝气条达，枢机运转，三焦通畅，脾胃方可升降有序；少阳相火对全身有温煦的作用，故《素问·六节藏象论》云："凡十一脏，皆取决于胆也。"和解少阳、疏利三焦、宣通营卫、畅达气机是其主要治则。方中柴胡、黄芩和解少阳，疏利三焦；法半夏和胃降逆；党参、炙甘草、大枣健脾益气；桂枝、甘草辛甘化阳，合生姜温中止痛；白芍、炙甘草酸甘化阴，缓急止痛；海螵蛸制酸和胃；黄芪益气升举脾阳，三七、乳香、没药化瘀生肌之品作用于萎缩的黏膜，使得毒瘀化；白芷、白及芳香行气之品调畅气机，使得毒瘀行，故有"治胃病不理气非其治也"之说。小柴胡汤合桂枝汤共奏和解少阳、疏利三焦、宣通营卫、畅达气机之效。

4. 颈椎病案

赵某，女，48岁，2021年3月22日来青海省中医院就诊。患者诉2年前无明显诱因出现颈项强痛，旋转不利，左上肢麻木，伴有头晕恶心，求治于我省各大医院，症状反反复复，于1周前因受寒后感颈部疼痛逐渐加重，前俯后仰，左右转动均受限，左上肢麻木，伴恶风、自汗、乏力，口干、口苦，纳食尚可，二便可，舌质淡，苔薄，脉浮紧。我院门诊颈椎CT提示颈椎椎间盘退行性改变。辨为太阳少阳合病，治以调和营卫、和解少阳为法，方以柴胡桂枝汤加减：桂枝15g，白芍30g，柴胡10g，党参15g，黄芩16g，制半夏10g，大枣6g，生姜6g，黄芪50g，葛根30g，川芎15g，炙甘草10g，7剂，水煎取汁400mL，早餐前及晚饭后服。嘱患者每晚睡前将药渣再次煎煮泡脚20分钟左右。

二诊：2021年3月30日。患者诉服药当晚颈部疼痛有所缓解，服至第5剂汤药时，颈部疼痛已经十去六七，恶风、自汗也明显缓解，仍感口干、口苦、乏力。上方柴胡及黄芪加10g，余药不变，继续10剂以巩固疗效，服药方法及注意事项同前。

三诊：2021年4月11日。患者诉颈部疼痛及活动受限基本缓解，恶风、自汗、口干、口苦、乏力也基本好转，现在生活已经与正常无异，要求再服用一段时间，继续守方7剂。

按：患者颈项强痛、旋转不利、自汗、左上肢麻木为太阳营卫不和。《伤寒论》第12条云："太阳病，项背强几几，反汗出恶风者，桂枝加葛根汤主之。""几几"是形容短羽之鸟，不能飞腾，动则先伸其颈之状。项背强几几者，即项背强急，俯仰不能自如之谓。太阳病汗出、恶风是桂枝汤证。患者口干、口苦为少阳半表半里阳证，故选桂枝汤合小柴胡汤，调和营卫，和解少阳，畅达气机。葛根甘辛性平，入胃、脾经，能发汗解肌，是《伤寒论》中治疗"项背强几几"之要药。白芍味苦酸微寒，入肝、脾经，有补血敛阴，柔肝止痛之功，为治疗诸痛之要药。甘草味甘性平，入脾胃经，功擅补中实脾，益气生津，缓急止痛。白芍配甘草，酸甘化阴，缓急止痛，可有效缓解颈项肌肉强痛及上肢疼痛，川芎、黄芪益气固表止汗，活血祛风。全方诸药共奏营卫和调、气血通调之功。

四、小结

柴胡桂枝汤方具有桂枝汤和小柴胡汤的临床症状。小柴胡汤证治甚多，能疏利三焦，调达上下，宣通内外，和畅气机；桂枝汤更是效用广泛，不仅能解肌祛风，调和营卫，主治外感风寒表虚证，而且还有调和阴阳之功，亦常用于内伤杂病之阴阳气血不和证，正所谓"外证得之，为解肌和营卫；内证得之，为化气调阴阳也"。此二方相合，优势互补，共奏调达枢机、宣通营卫、调和阴阳之功，可广泛应用于内外妇儿各科病证。

以上各案例中，主症各有不同，但均有太阳少阳合病、营卫不和的表现。故临床凡有发热、汗出、恶风、脉缓等太阳证症状，又出现口苦、咽干、目眩、往来寒热、胸胁苦满、心烦喜呕、默默不欲食，脉弦等少阳证症状之一，均可选用柴胡桂枝汤。此外，"自古名医不废外治"，内服方药的同时，也需要特别注重外治法的临床应用，嘱患者用药渣泡脚。熏洗疗法首先作用于在外的肌肤、孔窍、腧穴，此三者可通过经络气血与内在脏腑连为一体，虽从外施治，但可调整内在的脏腑功能，达到防治疾病的目的，内外兼顾，从而提高临床疗效。

清胆和胃方治疗失眠浅谈

一、病因病机分析

不寐病名最早记载于《黄帝内经》，亦称为不得卧、目不瞑等，它是指以经常不能获得正常睡眠为特征的一类病证，主要表现为睡眠时间、深度的不足，轻者入睡困难，或寐而不酣，时寐时醒，或醒后不能再寐，重则彻夜不寐，发病多与饮食不节、情志失常、劳逸失调及病后体虚等因素有关。不寐的病位主要在心，与肝、脾、肾有关，基本病机为阳盛阴衰，阴阳失交，其一为阴虚不能纳阳，其二为阳盛不得入于阴。病性有虚有实，肝郁化火、痰热内扰所致心神不安为实，心脾两虚、心胆气虚、心肾不交所致心神失养为虚，但久病可表现为虚实兼夹，或为瘀血所致。

据《素问·灵兰秘典论》中记载述："肝者，将军之官，谋虑出焉。"肝为刚脏，喜条达而恶抑郁，主藏血，体阴而用阳，若平素情志不遂，暴怒伤肝，肝气郁结，肝郁化火，邪火扰动心神则可发为不寐。主要临床表现为心烦不寐，急躁易怒，伴有头晕头胀、目赤耳鸣、口干而苦、不思饮食、便秘溲赤等；脉象上常表现为舌红，苔黄，脉弦数。治当以疏肝解郁。治疗上采用柴胡舒肝散作为疏肝理气代表方，解决肝郁脾虚，疏肝以柔肝，使气机调达，从而心神得以濡养，心神内

112

守，阳以入阴，使夜卧得安。柴胡疏肝散方剂记载源于《景岳全书》，主治肝气郁滞证。原方组成：柴胡、香附、枳壳、川芎、芍药、陈皮、炙甘草。诸药合用，具有疏肝理气、活血止痛之功，共行疏肝和胃、养心安神之效，使诸证自除。

清代张秉成《成方便读》载："夫肝藏魂，有相火内寄。烦由心生，心火动则相火随之，于是内火扰乱，则魂无所归。故凡有夜卧魂梦不安之证，无不皆以治肝为主。"烦由心生，心主血藏神，肝主藏血，心火扰动，魂无所归。又据《金匮要略·血痹虚劳病脉证并治第六》中记载："虚烦虚劳不得眠，酸枣仁汤主之。"虚劳病气血必有不足，肝阴不足，肝血暗耗，"虚烦"则因"血虚生热，扰动心神"而出现稍劳则烦。酸枣仁汤主要用于肝血不足、虚热内扰证之虚烦失眠、心悸不安、咽干口燥。原方药物组成：酸枣仁、甘草、知母、茯苓、川芎。诸药相伍，标本兼治，养中兼清，补中有行，共奏养血安神、清热除烦之效。

李军茹主任医师善遵循古方、汲取古代医家的经验，并结合自身临床实践用药特点及疗效观察，认为在当今社会环境条件下，人们面临的社会竞争压力大、负担重，不寐多因患者平素情志不遂，肝气郁结、胆失于疏泄，少阳相火扰动心神所致；日久气郁化火则灼伤阴液，致阴虚火旺，虚火扰心，症见心烦、多梦、溲赤等。综合以上因素，取清胆和胃养血安神之意，以柴胡疏肝散、温胆汤为基础加减组方治疗不寐之病性属虚实夹杂者。

组方：酸枣仁20g，龙眼肉10g，柴胡10g，川芎16g，党参10g，麦冬13g，竹茹10g，炒枳实16g，陈皮10g，法半夏

10g，茯苓 20g，石膏 20g，甘草 3g。

煎服方法：上方取中药配方颗粒剂，每日 2 次，每次 1 格，以沸水约 150mL 冲开，焖化、搅匀、晾温共约 5 分钟，服用。亦可取成中药饮片，加水 2000mL，浸泡 1 小时，武火烧开文火煎煮 2 次，取汁约 500mL，分 2~3 次温服。

二、验案举隅

马某，女，43 岁。患者平素性格急躁易怒，因家庭环境、工作压力大，半年来不易入睡，睡后易醒，多梦伴头昏、头痛，食欲减退，体倦乏力，偶有心悸等症状。曾服用阿普唑仑等药物，症状有所控制，但因担心长期服用产生药物依赖性而停药，症状随即复发，且病情进一步进展，再服需加量方可入睡，严重影响工作和生活。患者期望采取中医方法进行治疗，经人介绍，故特前来门诊诊治。刻下：心烦不寐，急躁易怒，倦怠乏力，纳呆腹胀，头昏头痛，口干微苦，夜间时有盗汗，舌红，苔薄黄，脉弦细。患者否认高血压病史。中医诊断：不寐。证型：胆火扰心，肝胃不和。治以清胆和胃，养血安神。处方：柴胡 16g，石膏 20g，炒枳实 16g，麦冬 16g，酸枣仁 30g，龙眼肉 10g，党参 10g，茯苓 20g，法半夏 10g，陈皮 10g，竹茹 10g，炒枳壳 16g，黄芩 16g，远志 10g，炙甘草 3g。患者初诊服用 7 剂后，睡眠质量较前改善，入睡较前容易，心烦易怒有所减轻，饮食增加，偶有头痛头晕。效不更方，同时嘱患者调控情绪。1 个月后，患者既往诸症明显改善，患者夜寐安宁。

按：不寐主要由于肝郁化火，相火扰动心神所致。结合此患者自身实际情况，主因家庭环境、工作压力过大，情绪压抑长期得不到释放，造成肝气郁结，气滞血瘀，内扰心神，神不守舍，日久导致气郁化火，热扰心神，气血失和，生化不足，气血不能濡养四肢百骸，加上疏泄功能失调，导致阳不入阴，引发为不寐。李军茹主任医师取清胆和胃、养血安神立意，以柴胡疏肝散、温胆汤为基础加减组方，配以石膏清心除烦，麦冬、龙眼肉、远志养阴安神，共奏清胆和胃、养血安神之目的。李军茹主任医师临证每每根据患者舌色脉症，灵活选药加味，诸药合用使胆胃调和、气血和顺、心神安宁，而其寐遂安。方中泻中有补，利中寓滋，祛邪而不伤正。

三、小结

随着社会的不断发展，人们面临着巨大的竞争压力，导致情志不舒，扰乱心神，气血阴阳失和而发为不寐，严重影响着人们的工作、生活、学习和健康。不寐在辨证施治时应以补虚泻实、调整脏腑阴阳为基本原则。实证泻其有余，如疏肝泻火、清化痰热、消导和中；虚证补其不足，如益气养血、健脾补肝益肾。与此同时，在泻实补虚的基础上安神定志，如养血安神、镇惊安神、清心安神等。此外，帮助患者进行心理情志调整，克服过度的紧张、焦虑、抑郁、惊恐、愤怒等不良情绪，做到喜怒有节，保持精神舒畅；建立有规律的作息制度，从事适当的体力活动或体育健身活动；忌浓茶、咖啡及吸烟，睡前避免从事紧张和兴奋的活动，去除各种可能影响睡眠的外在因素。通过以上综合治疗以达身心平衡，从而促进病情向愈，减少复发。

基于"火郁发之"浅谈
泻黄散临证心得

一、火郁发之理论依据

火郁又可称为热郁、伏热、伏阳，首见于《黄帝内经》，《素问·六元正纪大论》中记载："帝曰：善。郁之甚者，治之奈何？岐伯曰：火郁发之。""火郁之发……疮疡痈肿……目赤心热，甚则瞀闷，善暴死。"《素问·调经论》曰："腠理闭塞……卫气不得泄越，故外热。"外邪郁遏卫阳，卫气郁闭，而成火郁。

唐代王冰注解"五郁"谓："木郁达之，谓吐之，令其条达也。火郁发之，谓汗之，令其疏散也。土郁夺之，谓下之，令无壅滞也。金郁泄之，谓渗泄，解表利小便也。水郁折之，谓抑之，制其冲逆也……"提出木郁采用吐法，火郁采用汗法，土郁采用下法，金郁采用利小便法，水郁采用降逆法。

张景岳在《类经》中注曰："天地有五运之郁，人身有五脏之应，郁则结聚不行，乃致当升不升，当降不降，当化不化，而郁病作矣。"《景岳全书》曰："经言五郁者，言五行之化也，气运有乖和，则五郁之病生矣，其在于人，则凡气血一有不调而致病者，皆得谓之郁证，亦无非五气之化耳。"

刘完素在《图解素问要旨论》中曰："木气欲升，金气郁之，火气欲升，水气郁之，土气欲升，木气郁之，金气欲升，火气郁之。"火郁是指火气运行阻遏的反常状态。《内经》"火郁发之"理论的产生是通过观察自然界中火象燔灼炎上的特点，运用取类比象的思维方法，同时借鉴先秦时期兵家因势利导的军事谋略思想产生的。同时，内郁之火具有"上炎下传"的特点，也是"火郁发之"中"发"的应有之意。

火郁发之本由因时制宜而论治火，后世医家进一步发挥和深化，火热病证治疗中常伍升散、渗湿、理气、泻下、补益等物以因势利导，祛邪外出，郁开气畅而火泄。火郁发之已经成为火热病证治疗的指导原则。

二、火郁的临床表现

《素问·六元正纪大论》曰："火郁之发，太虚曛翳，大明不彰，炎火行，大暑至，山泽燔燎，材木流津，广厦腾烟，土浮霜卤，止水乃减，蔓草焦黄，风行惑言，湿化乃后。故民病少气，疮疡痈肿，胁腹胸背、面首四支膜愤胪胀，疡痱呕逆，瘛疭骨痛，节乃有动，注下温疟，腹中暴痛，血溢流注，精液乃少，目赤心热，甚则瞀闷懊憹，善暴死。"从上述条文可知火郁的临床表现多样，且由于病因、病位、病机、个人体质的差异，表现更是难以统一。但这毕竟是一种病理变化，临床表现也有相同点可寻。火郁的症状多变且多样，火郁发生在不同的部位，表现不尽相同。

李军茹主任医师从事临床工作 30 余年，发现火郁在临床表现上多变且多样。出现火郁，其脉多沉而燥数或伏，其舌多为红、绛或青紫，其面色多赤而晦暗，其神志轻则无变化、重则昏迷，常伴有肌热或五心烦热，时而恶寒或手足厥逆，多表现为无汗或但头汗出，也易出现烦躁，部分火郁者还会出现斑疹。不同脏腑的郁热各有其独特表现，火郁易发生在肝、心、脾、肺，而以肝经郁热和心经郁热最为常见。肝经郁热，则会出现急躁易怒、胸胁胀痛、头晕头痛、面红目赤、口苦咽干、夜不能寐、乳房胀痛、月经不调等；心经郁热，则会出现面赤口渴、尿黄便干、舌尖红绛或者腐烂疼痛、舌体生疮，或表现为鼻衄、吐血，或表现为夜寐不安、肌肤疮疡、心胸烦热等；脾经郁热，则会出现肌热乏力、心烦胸闷、饮食不振、口臭齿痛、口角流涎甚至生疮等；肺经郁热，则会出现气逆咳嗽，甚至引动胸痛，伴见烦热咽干、痰少而黏、口干口苦等。

三、泻黄散组方浅析

泻黄散首见于宋代著名医家钱乙所著的《小儿药证直诀》，其记载曰："泻黄散，又名泻脾散，治脾热弄舌……黄者，脾热，泻黄散主之……脾脏微热，令舌络微紧，时时舒舌。治之勿用冷药及下之，当少与泻黄散，渐服之。"泻黄散由藿香、防风、生石膏、栀子、生甘草5味药组成，组方严谨，配伍精当，共奏清透湿热、开郁除闭、沟通表里之功。藿香性微温味辛，气味芳香，为芳香化湿醒脾之要药，表里之湿皆可透化。《本草正义》言："藿香，清芬微温，善理中州湿浊痰涎，为醒脾快胃、振动清阳妙品。"《药品化义》言："藿香，其气芳香，善行胃气，以此调中……香能和合五脏，若脾胃不和，用之助胃而进饮食，有醒脾开胃之功。辛能通利九窍，不使外邪内侵，有主持正气之力。"防风性微温，味辛甘，具有升清辛散、解表散寒除湿之功，所谓风盛则干，风药如风动，使其湿邪自祛，湿郁自除，郁热自散，《本草经疏》言："防风治风通用，升发而能散。"《神农本草经》言其："主大风头眩痛，恶风，风邪，目盲无所见，风行周身，骨节疼痹，烦满。"生石膏性微寒，味辛甘，微寒可以解热，辛甘以透热，郁热得以透发清解，则可除烦止渴，津液自生。《神农本草经》言其："味辛，微寒。主治中风寒热，心下逆气，惊喘，口干舌焦不能息，腹中坚痛，除邪鬼，产乳，金创。"《本草蒙筌》言其："味辛、甘，气微寒，气味俱薄，体重而沉，降也，阴中阳也。"《本草备要》言生石膏："质重泻火，气轻解肌。"栀子性寒味苦，具有泻火除烦、清热利湿、凉血解毒之功，其质轻清上行，味苦寒泄降，可通调三焦，疏通内外，气血两清。《景岳全书》言其："味苦，气寒。味厚气薄，气浮味降，阴中有阳。"《得配本草》言其："主屈曲下行，泻三焦之郁火，导痞块中之伏邪，最清胃脘之血热。"生甘草性平味甘，具有培土建中、清热解毒、调和诸药之功。《神农本草经》言其："味甘，平，主治五脏六腑寒热邪气，坚筋骨，长肌肉，倍力，金疮肿，解毒。"《名医别录》言其："无毒，主温中，下气，烦满，短气，伤脏，咳嗽，止渴，通经脉，利血气，解百药毒，为九土之精，安和七十二种石，一千二百种草。"

纵观泻黄散全方，方药配伍合理得当，一以藿香、防风疏散湿邪，开其湿郁，因湿为阴邪，以芳香辛温之品化其湿邪正合其意；二以生石膏、栀子清解郁热，开其热闭，因热为阳邪，以性寒味辛气轻之品清透热邪，给邪热以出路而自行消解；三以生甘草培土建中，调和寒热，以做祛除湿热之邪的后方支柱。泻黄散组方从上述三个方面进行立意，正合共解脾胃湿热表里郁闭证之意。

四、验案举隅

刘某，女，35 岁，教师，2021 年 5 月 21 日在青海省中医院就诊。自诉反复口腔溃疡半年余，3 天前食用火锅及冰激凌后，第二天右侧脸颊疼痛，伴上嘴唇发痒、肿胀、水泡等不适症状，口干欲冷饮，但无口苦、恶寒发热、汗出、腹胀，平素喜食水果，饮食辛辣。刻下症见：患者精神一般，右颊及下唇见数枚米粒样大小溃疡，周围黏膜充血红肿，上嘴唇发痒、肿胀、有水泡，口中异味，口干欲冷饮，夜寐可，大便稍干，日 1 次，小便可。舌质稍暗红，苔白腻水滑，脉滑数。

中医诊断为口糜，辨为脾胃湿热、表里郁闭证，治以清透湿热，开郁除闭，宣通表里，方选泻黄散加减：藿香 10g，佩兰 16g，生石膏（先煎）60g，防风 15g，生栀子 12g，生甘草 12g，白豆蔻 6g，陈皮 10g。5 剂，水煎取汁 400mL，分早晚 2 次温服，并嘱患者服药期间禁食辛辣刺激、生冷食物，每天早晨绿豆皮煮水冲服鸡蛋。

二诊：2021 年 5 月 28 日。患者喜笑颜开，诉服药第 2 剂的时候口腔溃疡面积明显减小，上嘴唇发麻情况稍有减轻，仍感口中异味，以晨起为主，二便可，舌质暗，苔略白，脉滑，上方加苍术 16g，继续服用 7 剂。服药方法及注意事项同前。

三诊：2021 年 6 月 7 日再次来复诊，未诉明显不适，嘱其继续口服绿豆皮煮鸡蛋汤。

后回访，患者诉口腔溃疡未再发。

按：《医贯》记载："口疮，上焦实热，中焦虚寒，下焦阴火，各经传变所致，当分辨阴阳虚实寒热而治之。"口疮从火论治，基于"火郁发之"的理论，实火泻而散之，虚火补而降之。正气为本，疾病为标，在整体观念指导下，从整体出发，在复杂多变的病情面前，抓住各自特点，辨证论治，审查本证之所在。治疗时应特别注意，审因论治，中病即止，不可过用寒凉之剂，损伤脾肾之阳气。本案患者平素喜食水果，素体内生湿邪，内外兼夹湿热，由饮食诱发，湿困而郁热内生不得透发，日久湿热郁滞牵涉表里，导致湿热之邪沿脾胃经络循行上炎，以口腔溃疡、红肿热痛的症状为表现。此可见患者体质较好，正气较足，阳气不虚，有祛邪外出之路，如同《伤寒论》衄解之意。故以藿香、佩兰、防风、白豆蔻芳香走表透湿；栀子、生石膏辛透郁热；陈皮、生甘草缓解调中，补护中土。而本方为何大剂量使用生石膏，因患者口干欲冷饮，而苔不黄，可见湿郁火生，透发不解，同时生石膏乃微寒性辛之品，正可透热而不致寒凝，可放心使用。患者服药后，大便顺畅易解，此乃中焦脾胃气机得通，中土斡旋，三焦气水之路通畅，下焦随之而通。用绿豆皮煮水冲服鸡蛋，奏清热、解毒、祛火之功。《伤寒论》第230条所述："阳明病，胁下硬满，不大便而呕，舌上白胎者，可与小柴胡汤。上焦得通，津液得下，胃气因和，身濈然汗出而解。"此乃异曲同工之妙。全方诸药合用，共奏通达腠理、调畅气机、因势利导的作用，达到气化则湿化、湿化则热亦清的目的。

五、小结

火郁产生的原因是多种多样的，内因、外因、不内外因皆有；产生的机制主要是阳气郁滞、客寒包火、阳气虚衰；火郁的临床表现多变且多样，不同脏腑的火郁各有特点，但均有郁而不发的特点；火郁的治疗主张因势利导，中医八法（汗、吐、下、和、温、清、消、补）均可看作火郁的具体治法，用药倡导寒温并用。火郁发之的学术价值和临床价值理应得到总结、继承和发扬。

第四章

▼

临证效方，不离法宗

李氏胃炎方治疗胃痛经验浅析

一、胃痛病因病机浅析

胃主受纳腐熟水谷，为五脏六腑之大源，以通为用，和降为顺，不宜郁滞。胃痛的病因虽多，但其基本病机为胃气郁滞，失于和降；病理因素主要以气滞为主，并见饮食积滞、寒凝、热郁、湿阻、血瘀等；病位主要在胃，与肝、脾密切相关；病机演变复杂多样，归纳起来，主要为虚实、寒热、气血之间的演变；病理性质可分为虚实两类。

《血证论》曰："木之性主于疏泄，食气入胃，全赖肝木之气以疏泄之，而水谷乃化；设肝之清阳不升，则不能疏泄水谷，渗泄中满之证，在所难免。"脾为仓廪之官，主运化，其气以升为健；胃为水谷之海，主受纳，其气以降为和，脾胃的运化功能取决于脾的升清和胃的降浊协调平衡。而肝气疏泄，调畅气机，可促进、协调脾胃之气的升降，从而促进脾胃的运化功能。此外，肝之余气所化生胆汁，亦可参与、促进食物的消化吸收，但胆汁的分泌及排泄也有赖于肝疏泄功能的正常。若肝之疏泄失职，可致脾不升清，胃不降浊，影响运化功能。《医碥》云："肝木疏泄太过，则脾胃因之而气虚，若肝气郁结太甚，则脾胃因之而气滞，两者皆因肝木克脾土也。"若肝失疏泄，条达不畅则易出现肝气乘脾、横逆犯胃的临床表现，而胃主受纳腐熟，主要以降为和，脾主运化，主升清气，脾胃又为气机升降之枢纽，肝气失疏则影响脾胃功能的正常运行，出现气机升降失司，而致气机阻滞，胃腑不通，便发为胃痛。总之，情志失调可影响脾胃正常运化功能，导致脾胃气机阻滞，胃腑不通。《沈氏尊生书》中也指出了肝木之气不疏，木旺则乘土为此病的主要病机。在解剖上，肝与胃同居中焦；在五行关系中肝与胃分属木和土，可为相克、相乘、相侮的关系；生理上，肝主疏泄，调节一身之气机。古人有曰："土需木疏，土得木而达。"因此，脾胃之气机升降均有赖于肝的疏泄功能的正常发挥。病理上，肝之疏泄太过或不及均会影响到胃的功能，而出现胃痛。当肝之疏泄太过时，肝气克胃，出现肝气犯胃之症；当肝之疏泄不及时将导致肝气郁滞，影响胃的气血运行功能，便会出现气滞血瘀之症；若肝气郁而化热犯胃则出现肝胃郁热；当胃腑本虚，肝木乘机克之，则可出现土虚木乘的证型；同时叶天士在《临证指南医案》中指出："情志不遂，肝木之气，逆行犯胃。"

胃痛初期多由外邪、饮食、情志所伤，多属实证，若久痛不愈，或反复发作，脾胃受损，可由实转虚。目前临床上将其分为寒邪克胃、饮食伤胃、肝气犯胃、湿热中阻、瘀血停胃、脾胃虚寒、为阴不足七个证型，其以理气和胃止痛为大法，旨在疏通气机，通而止痛。然后在理气和胃止痛时，还必须根据不同证候，采取相应的治法，如实证者，应区别寒凝、气滞、胃热、血瘀，分别给予散寒止痛、疏肝解郁、清泄肝胃、通络化瘀治法；虚者当辨虚寒和阴虚，分别给予温胃健脾或滋阴益胃。

由于青海地区干燥、寒冷、低氧的地理环境特征，且当地人以高盐、高脂、高蛋白饮食为主，造就了青海地区胃脘痛多虚多瘀的病理特点。

二、李氏胃炎方组方浅析

李军茹主任医师从事临床工作 30 余载，发现青海地区胃痛患者多表现出气虚血瘀的病机特点，故在柴胡疏肝散的基础上加用活血化瘀之品化裁为李氏胃炎方。该方由柴胡、白芍、枳壳、川芎、白芷、白及、三七粉、乳香、没药、延胡索、败酱草、炙甘草 12 味药物组成。方中柴胡为君药，具有疏肝理气、调畅气机的作用，乃治肝郁之要药。白芍养肝柔肝平肝，和胃止痛，与柴胡相伍一散一收，使柴胡升散而无耗伤阴血之弊，白芍敛阴而无壅滞之虞，柴胡白芍的配伍体现了“肝体阴而用阳”的特性；肝郁气机不畅，以枳壳理气、宽中、行滞，二者一升一降，助气运行，共为臣药。气郁血行不利，以川芎活血通络止痛；白芷、白及、三七粉及乳香、没药消肿止痛，生肌敛疮；延胡索、败酱草活血化瘀止痛，共为佐药。甘草益气，助芍药缓急止痛，并调和诸药，为佐使药。本方刚柔并济、散中有收、升中有降，诸药配伍共奏疏肝行气、化瘀止痛之功。

三、验案举隅

于某，男，51 岁，2019 年 1 月 3 日初诊。患者胃脘部疼痛 2 年，伴反酸、烧心、口干、口中有异味，晨起明显，无口苦，性情易怒，饮食尚可，大便黏腻，时不成形，小便调。舌红，苔白厚腻，舌下络脉迂曲，脉弦滑。

中医辨为胃痛，证属肝胃不和证，治宜疏肝理气，和胃止痛，化湿祛瘀，方以李氏胃炎方化裁。方药如下：柴胡20g，陈皮10g，香附10g，川芎16g，白芷10g，败酱草20g，煅瓦楞子（先煎）30g，延胡索10g，乳香6g，没药6g，白芍10g，炒枳壳16g，白及16g，三七粉（冲服）3g，炒苍术16g，藿香10g，甘草6g。7剂，水煎服，日1剂，早晚餐后1小时温服。服药期间嘱咐患者调畅情志，清淡饮食，忌食辛辣、生冷之品，少吃甜食。

二诊：2019年1月10日。患者诉服药后口干、口中异味明显减轻，胃脘部疼痛改善，偶有反酸，偶有疼痛感，食欲更佳，大便已基本成形，饮食不慎时便溏，舌红，苔白厚腻较前明显变薄，舌下络脉迂曲减退少许，脉弦滑。效不更方，诊断治疗同前。

三诊：2019年1月22日。患者诉服用完药后自觉周身轻松，胃脘部无明显疼痛，无反酸、烧心，口干、口苦、口中异味均无，饮食可，二便调。家属诉患者脾气较前平和，不适症状已基本消除，舌淡红，苔薄白，舌下络脉基本正常，脉弦细。患者要求继续服药巩固治疗，继守上方加减口服。

按：患者胃脘部疼痛，属中医"胃脘痛"范畴。患者性情易怒，怒伤肝，肝主疏泄，调畅气机，若肝失疏泄，条达不畅则易出现肝气乘脾、横逆犯胃的临床表现，而胃主受纳，主腐熟，主要以降为顺，脾主运化，主升清气，脾胃又为气机升降之枢纽，肝气失舒则影响脾胃功能的正常运行，出现气机升降失司，而致气机阻滞，胃腑不通，便发为胃痛；李杲在《脾胃论》中指出情志失调可影响到脾胃功能的正常运行，导致脾胃气机阻滞，胃腑不通则发病。本案患者平素情绪易怒，肝气不舒，肝郁日久导致血行不畅，胃络瘀阻，故发上述诸症。方中柴胡疏肝理气，肝气舒则气机畅，脏腑功能相互协调；白芍养肝柔肝平肝，和胃止痛，与柴胡相伍一散一收，使柴胡升散而无耗伤阴血之弊，白芍敛阴而无壅滞之虞；枳壳行气、宽中，善通中上焦气机阻滞之证，与柴胡一升一降，升中有降，降中有升，加强理气之功，使气机运行通畅；川芎行气开郁，活血止痛；香附、陈皮理气和胃止痛，有助于消除上腹痛不适等症；瓦楞子抑酸止痛；白芷、白及、三七粉和乳香、没药活血化瘀，消肿止痛，可对胃黏膜进行多方位治疗，有"皮膜同治"之意，可修复损伤的胃黏膜；延胡索、败酱草活血化瘀止痛；甘草配伍白芍缓急止痛；炒苍术、藿香芳香化湿，畅达气机以和胃。诸药合用共奏疏肝行气、祛湿和胃、化瘀止痛之效。此外，现代药理研究表明，柴胡疏肝散中皂苷类、黄酮类、酚酸类及萜类成分具有明显的抗氧化活性，主要通过对神经递质、细胞因子、神经细胞损伤信号通路、神经内分泌、氧化应激等多重作用，多成分、多途径、多靶点起疏肝解郁、和胃止痛的作用。

四、小结

气为血之帅，血为气之母，青海地区气候寒冷干燥、缺氧、紫外线强，自然界先天清气不足，影响人体宗气的生成，宗气亏虚，气虚无力推动血行，势必出现胃络瘀滞、寒、湿、痰、浊等实邪困阻中焦，胃气不舒，则出现气滞血停。所以对于胃病，我们可从调肝论治，在临床上需灵活应用经方、验方，从而提高临床疗效。

自拟痞满方治疗脾胃病心得

一、痞满病因病机

痞满的病名首见于《黄帝内经》，《素问·至真要大论》说："太阳之复，厥气上行……心胃生寒，胸膈不利，心痛痞满。"并认为其病因有饮食不节、起居不适和寒气为患等，如《素问·太阴阳明论》说："饮食不节，起居不时者，阴受之，阴受之则入五脏，入五脏则䐜满闭塞。"《素问·痹论》云："饮食自倍，肠胃乃伤。"过食肥腻、嗜烟酒等可损伤脾胃，使纳运失健，食滞内停，中焦气机阻遏，升降失常，而生痞满。《证治汇补·内因门·伤食》指出："食伤之后，物滞虽消，元气受损，或已经攻下而脾阴受伤，至高之气乘虚下陷，而为蓄满痞塞者。"认为饮食不节，损伤脾胃，而生痞满。隋代巢元方《诸病源候论·诸痞候》则结合病位、病机对病名要领做出阐释："诸痞者，营卫不和，阴阳隔绝，脏腑痞塞而不宣，故谓之痞。""其病之候，但腹内气结胀满，闭塞不通。"认为其病或为营卫不和，或属气滞血瘀，主攻邪气留滞致痞。脾胃居于中焦，为气机升降的枢纽，因外邪侵袭、饮食不节、情志失调等因素导致脾胃气机失调，胃气壅塞，则发为痞满。张仲景在《伤寒论》中指出痞满多因太阳病误用泻下法而致，如第131条："病发于阳，而反下之……因作痞也。"

如陈亦人在《〈伤寒论〉求是》一书中指出：临床上对痞证的成因，大多责之于误下，然不因误下而成痞证并不少见。有学者认为对痞证应首先分辨虚实，而脾胃虚弱也是"虚痞"形成的重要病因。《兰室秘藏·中满腹胀》云："或多食寒凉，及脾胃久虚之人，胃中寒则胀满，或脏寒生满病。"论述了因虚生满病。《杂病源流犀烛》言："痞满，脾病也，本由脾气虚，及气郁运化，心下痞塞满。"将痞满的病机归纳为脾虚气滞。刘完素《素问玄机原病式·六气为病·湿类》载："痞与否同，不通泰也，谓精神荣卫、血气津液，出入流行之纹理闭塞而为痞也。"指出精神、营卫、气血津液不通成实邪致痞，并将痞病机由营卫气血扩展到痰饮湿浊层面。龚廷贤在《万病回春》中记载："夫痞满者，非痞块之痞也，乃胸腹饱闷而不舒畅也。有气虚中满，有血虚中满，有食积中满，有脾泄中满，有痰膈中满，皆是七情内伤、六淫外侵，或醉饱饥饿失节、房劳过度，则脾土虚而受伤，转输之官失职，胃虽受谷，不能运化，故阳自升而阴自降，而成天地不交之痞不通泰也。"详细地概括出了痞满的病因病机。

二、专方论治

后世医家对于痞证治疗记载如下。汉代张仲景在《伤寒论·辨太阳病脉证并治下第七》中明确指出："若心下满而硬痛者，此为结胸也，大陷胸汤主之。但满而不痛者，此为痞，柴胡不中与之，半夏泻心汤主之。"在与结胸的鉴别中，明确提出痞满的临床特点，并创立三种泻心汤之辛开苦降法应用于寒热错杂的痞证。金元时期，李东垣倡脾胃内伤之说，强调

"人以胃土为本"，认为胃气足则元气足，故治病求本，补中气即治本之法，并创立了补中益气汤，其所著《兰室秘藏·心腹痞门》中辛开苦降、消补兼施的枳实消痞丸更是后世治痞的名方。后世医家则对于脾胃虚弱型的胃痞运用补中益气汤、加减香砂六君子汤治疗，疗效显著。叶天士常认为"肝为起病之源，胃为传病之所"，故临证治疗痞满常从调理肝脾入手。此法亦见于清代唐宗海《血证论·卷一》，云："木之性主于疏泄，食气入胃，全赖肝木之气以疏泄之，而水谷乃化，设肝之清阳不升，则不能疏泄水谷，渗泄中满之证在所不免。"以泻肝滞，益气健脾，抑木扶土，恢复脾健肝柔以消痞。

三、洞见症结，诊治求精

李军茹主任医师根据临证 30 余年的经验，认为痞满病程长，病情复杂多变，而饮食、情志、脾胃素虚是导致痞满发生的主要原因。脾胃为人体气机升降之枢纽，气机失常是形成胃痞的主要病机。因此，调畅脾胃气机升降是治疗的关键。她认为在痞证病因方面应该普遍重视情志因素，痞满与七情内伤密切相关，并指出脾虚肝郁、郁怒伤肝、思虑伤脾可致胃痞。临证时患者常常自述"胃口堵得慌"，同时以手触诊，按压无硬包或肿块。随着现代社会的发展，人们生活压力和工作压力日愈增大，胃痞已成为临床常见病、多发病。病变部位虽在脾胃，但与肝有着密切联系，病机多为肝失疏泄、胃失和降。正如叶天士所说"肝为起病之源，胃为传病之所"，故李军茹主任医师临证治疗痞满常从调理肝脾入手。《丹溪心法·六郁》

曰："气血冲和，万病不生，一有怫郁，诸病生焉，故人身诸病，多生于郁。"情志病多发于气，然气为一生之本，而脾胃病的病机大都因为气机升降失调所致，脏腑功能运化正常与否都与气的运动有密切关联，所以尤要重视对气的疏导，《证治汇补》云："皆因气不周流，法当顺气为先。"故临证时应当细琢。肝脾两脏在生理上有着密切联系。肝主疏泄，脾主运化；肝主藏血，脾主生血、统血。痞满的发生发展除了与脾胃密切相关外，与肝主疏泄亦密切相关。肝主疏泄，调畅气机，协调脾胃升降，肝主疏泄功能正常，则脾胃升清降浊功能正常，脾胃气机调畅，则气血生化有源，肝体得以濡养而使肝气冲和条达，疏泄功能发挥；肝失疏泄，气机郁滞，导致脾气不升，胃气不降，中焦气机停滞，致脾胃气机升降功能失常，则发为痞满。总之，痞满的治疗须"严守病机，审证求因，顾护脾胃"，寻病之所，辨证论治，求其气机之通畅，达其中焦之安稳。四诊、八纲、气血、阴阳俱参，辨证论治，把握整体观念，细心体会，灵活用药，方证结合，必当取得良好效果。

四、验案举隅

1. 痞满案①

张某，男，37岁，干部，有慢性胃炎病史。患者自诉1年前因工作感到压力很大，导致饮食不规律，出现反复胃脘部痞塞不舒，伴有两胁胀满不适，嗳气，反酸、烧心，每因情志不畅而加重，平素心烦易怒。自行购买口服雷贝拉唑钠肠溶片、果胶铋胶囊后反酸症状缓解，但仍感胃脘部痞满不适，伴两胁肋部胀满加重连及后背部，口干而苦，嗳气，反酸，烧心，食欲欠佳，小便可，大便偏干，睡眠差，舌质淡红，苔薄腻，脉弦。为求进一步中西医诊治来门诊。查体：生命体征平稳，心肺听诊阴性，胸腹部无异常发现。外院胃镜提示：慢性萎缩性胃炎。中医诊断：痞满。证候：肝胃不和。治法：疏肝解郁，和胃消痞。处方：痞满方加减。方如下：柴胡20g，枳实16g，槟榔10g，青皮10g，炒陈皮10g，六神曲20g，鸡内金16g，黄连6g，煅瓦楞子（先煎）30g，海螵蛸（先煎）16g，酸枣仁15g。7剂，水煎服，每日1剂，早晚2次温服。

二诊：患者诉7剂药后痞满减轻，两胁肋部胀满明显减轻，反酸、烧心等症状改善，纳食较前增加，但仍感口苦，上方加减，去瓦楞子、海螵蛸，加用郁金10g，香附10g，黄芩10g，继续调理月余，症状消失。其间嘱清淡饮食，忌食辛辣，戒烟酒，忌浓茶，保持良好的心情。

三诊：诸症悉除，予续服原方巩固疗效，并嘱饮食生活调护，以防复发。

按：本案患者病史较长，反复胃脘部胀满不适，服用西药后效果不著。李军茹主任医师认为本病辨证当从情志入手；症状出现部位多分布在肝经循行区域，两胁肋部连及后背部胀痛；病机为肝气犯胃，气机壅塞，腑气不畅；治疗原则是疏肝理气，伸其郁，导其滞，俾中焦之气通畅，上下无碍，则胀痛可消。经云："肝欲散，急食辛以散之。"故疏肝常用辛香之品，既能理气，散肝郁，又能调理脾胃气机，方取柴胡、枳实、青陈皮、槟榔。

进药之后，气畅腑通，由于在药味上减少了行气通降之品，特易枳壳为枳实，刻守下气通腑之力。方中柴胡辛平轻清，一则疏肝理气，调畅气机，二则升肝气，以助脾气升，结合青皮加强疏理肝气；枳实降气消痞；陈皮、理气健脾，燥湿化痰；黄连苦降泄热和中；六神曲、鸡内金健脾消食，行气除胀；槟榔导滞通便；香附、郁金疏肝宽胸，活血行气；酸枣仁解郁安神；瓦楞子、海螵蛸制酸止痛。

2. 痞满案②

丁某，男，52 岁，胃脘部胀满、疼痛反复发作 3 年，进食粗硬食物后易于诱发或加重，时有胁肋部胀满不适，稍有烧心，后背部疼痛，喜叹息，易生气，无反酸，无恶心、呕吐，纳食欠佳，二便调，舌质淡暗，苔白微腻，脉弦细。胃镜检查提示：慢性萎缩性胃炎。予以西药奥美拉唑肠溶胶囊、胶体酒石酸铋胶囊口服后，痞满症状未见减轻，烧心症状缓解，今来门诊就诊。中医诊断：痞满。辨证：肝胃气滞，瘀血阻络。方药：痞满方加减。组成：柴胡 10g，炒枳实 16g，槟榔 10g，青皮 13g，陈皮 13g，川芎 13g，炒鸡内金 13g，建神曲 30g，煅瓦楞子 30g，海螵蛸 20g，川楝子 10g，延胡索 16g，香附 10g，黄连 6g。

二诊：7 剂药尽，胃脘部胀满减缓，胁痛、后背部疼痛有所减轻，烧心已平，纳食改善，舌质淡暗，苔渐退，脉弦细，上方去瓦楞子，加丹参 10g。7 剂，服药方法及注意事项同前。

三诊：7 剂药尽，自言诸症减，纳食增加，嘱再服 7 剂巩固疗效。

按：痞满按中医辨证属肝胃气滞型较多，但气机郁滞，血行不畅，则瘀血阻络，故气滞多同时兼有血瘀，致气血同病。肝气不舒，横逆犯胃，肝主疏泄，喜条达恶抑郁，情志不舒，肝气郁滞能影响脾胃的运化及气机升降失调等功能而致中焦痞满，如叶天士在《临证指南医案·木乘土》中提出"肝为起病之源，胃为传病之所"。若情志不遂，日久则肝失疏泄，气机郁滞，横逆犯胃，致肝胃气滞，故胃脘部痞满及两侧胁肋部连及后背部疼痛不适。肝气郁滞，故喜叹息，易生气；肝郁气滞，肝胃郁热，则见稍感烧心，舌质淡暗、苔白微腻、脉弦细，亦为肝胃气滞、瘀血阻络之象。故在痞满方基础上加川芎活血化瘀，延胡索、川楝子行气止痛活血，煅瓦楞子、海螵蛸制酸止痛，香附疏肝解郁。诸药合用共奏疏肝理气、活血化瘀之效。李军茹主任医师强调临证须认真辨病辨证，法随证立，以法统方，疾病须辨证准确，在分清标本虚实、病之急缓后，方才立法处方用药。

自拟李氏定眩止吐方治疗眩晕经验

一、理论阐述

眩是指眼花或眼前发黑，晕是指头晕甚至感觉自身或外界景物旋转。二者常同时并见，故统称为眩晕。轻者闭目即止；重者如坐车船，旋转不定，不能站立，或伴有恶心、呕吐，甚则昏倒等症状。眩晕最早见于《黄帝内经》，称为"眩冒"。《黄帝内经》对本病的病因病机做了较多的论述，认为眩晕属肝所主，与髓海不足、血虚、邪中等多种因素有关。如《素问·至真要大论》云："诸风掉眩，皆属于肝。"《灵枢·海论》曰："髓海不足，则脑转耳鸣，胫酸眩冒。"汉代张仲景认为，痰饮是眩晕的重要致病因素之一，《金匮要略·痰饮咳嗽病脉证并治第十二》说："心下有支饮，其人苦冒眩，泽泻汤主之。"至金元时代，对眩晕的概念、病因病机及治法方药均有了进一步的认识。而《丹溪心法·头眩》中则强调"无痰则不作眩"，提出了痰水致眩学说。《医学正传·眩运》言："大抵人肥白而作眩者，治宜清痰降火为先，而兼补气之药；人黑瘦而作眩者，治宜滋阴降火为要，而带抑肝之剂。"指出眩晕的发病有痰湿及真水亏虚之分，治疗眩晕亦当分别针对不同体质及证候，辨证治之。《素问·至真要大论》云："诸风掉眩，皆属于肝。"冬水闭藏，至春阳萌，土气不升，赖木气

137

以升之；木气不达，赖土气以达之。厥阴风木，生于肾水而长于脾土，水土温和则木静风恬，水寒土湿则木郁风生。木为水火之中气，病则土木郁迫，水火不交。李军茹主任医师在青海高原行医数十载，认为内外感伤杂病中寒湿、湿郁化火（热）、内湿外燥、燥湿相兼者十之七八，治病首重中气，中气之旺在二土之交，太阴己土阳升则木火能生长，阳明戊土阴降则金水能收藏。湿为本气而燥为化气，阴易盛阳易衰，土生于火而火灭于水，火盛则土燥，土燥则克水；水盛则土湿，土湿则水气泛滥，侮土灭火。临证见眩晕患者多伴头身困重、畏寒喜呕、唇干暗淡，不喜饮水或少量饮温水，或但漱口不欲咽，舌体胖大边有齿痕，苔白厚腻或中见化燥，属痰湿上蒙清窍、清阳不布、气血不至居多。故以泻水、补火、助土为法，综经方泽泻汤合苓桂术甘汤合半夏白术天麻汤。自拟定眩止吐方：泽泻30g，白术20g，茯苓20g，桂枝10g，猪苓20g，葛根30g，天麻（先煎）13g，钩藤（后下）20g，炒蒺藜10g，川芎16g，陈皮16g，神曲30g。

二、验案举隅

牛某，女，53岁，2018年6月14日来诊。患者早晨接近6点时因头晕晕醒，伴恶心、呕吐，呕吐物清如白色痰涎状，口干唇燥，无食欲，不思饮水，来院前只喝了少量温热水，大便干燥，偶有遗尿。舌体略胖，边有齿痕，苔白腻水滑，脉沉细。查颈椎CT：颈5~6椎间隙变窄；颈6~7椎间盘稍显后突出；颈5~7椎体生理曲度变直；项韧带钙化；颈椎骨质增生，椎小关节4~5，5~6钩椎关节增生肥大。给予李氏定眩止吐方：泽泻 30g，白术 40g，茯苓 20g，猪苓 20g，桂枝 10g，川芎 16g，天麻（先煎）13g，钩藤（后下）20g，炒蒺藜 16g，葛根 30g，陈皮 10g，法半夏 10g，神曲 30g。7 剂。患者服用 2 剂，症状大减，服用 7 剂后无恶心、呕吐，无头晕，稍感头沉重。效不更方，再开 7 剂，症状全无。

按：《金匮要略·痰饮咳嗽病脉证并治第十二》云："心下有支饮，其人苦冒眩，泽泻汤主之。泽泻汤方：泽泻（五两），白术（二两）。上二味，以水二升，煮取一升，分温再服。"《伤寒论》第 67 条云："伤寒，若吐若下后，心下逆满，气上冲胸，起则头眩，脉沉紧，发汗则动经，身为振振摇者，茯苓桂枝白术甘草汤主之。茯苓桂枝白术甘草汤方：茯苓四两，桂枝三两（去皮），白术二两，甘草二两（炙）。以水六升，煮取三升，去滓，分温三服。"关于痰饮病的治疗，《金匮要略·痰饮咳嗽病脉证并治第十二》云："病痰饮者，当以温药和之。"气得阴则化为水，水得阳则化为气，温药（桂枝）能振奋阳气、通行水道。抓主证：眩晕，恶心呕吐，舌苔白腻，边有齿痕。总结：李氏定眩止吐方内含泽泻汤、五苓散、苓桂术甘汤、半夏白术天麻汤之意，主要针对中焦痰饮、水饮上泛所致的眩晕。临床辨证抓住舌苔白腻或水滑或胖大（无热象）、口渴或渴而饮水少、喜饮温水，若再加上脉沉紧，用之一般均有效，且见效快。

自拟溃结方治疗溃疡性结肠炎活动期经验浅谈

一、溃结方组方浅析

溃结方主要以葛根芩连汤为基础，添加栀子、土茯苓、鹿衔草、地榆、仙鹤草组成，其中葛根性凉味甘，入脾胃经（六经归属阳明），既能升脾胃之清阳而止利，亦能清热生津，为君药。黄连、黄芩、炒栀子性寒味苦，归脾胃、三焦、大肠经，清热燥湿，泻火解毒，疏利三焦，助葛根清热厚肠止利，为臣药。土茯苓味甘性平，归肝、胃经，解毒除湿；鹿衔草味甘苦性温，归肝、肾经，祛风湿，与土茯苓相伍清热除湿止泻；地榆、仙鹤草，味酸、苦、涩，归心、肝、大肠经，凉血涩肠止利；四药同用共助君臣之效，为佐药。甘草甘缓和中，调和诸药，为使药。全方苦寒并用、酸涩兼施，佐以甘味之药调之，使攻而不峻，邪出正不衰，共奏清热除湿解毒、涩肠凉血止利之效。

二、葛根芩连汤的古文献记载

《伤寒论·辨太阳病脉证并治中第六》云："太阳病，桂枝证，医反下之，利遂不止。脉促者，表未解也；喘而汗出，

140

葛根黄芩黄连汤主之。"

清代尤怡《伤寒贯珠集》云："太阳中风发热，本当桂枝解表，而反下之，里虚邪入，利遂不止，其证则喘而汗出。夫促为阳盛，脉促者，知表未解也。无汗而喘，为寒在表；喘而汗出，为热在里也。是其邪陷于里者十之七，而留于表者十之三，其病为表里并受之病，故其法亦宜表里双解之法……葛根解肌于表，芩、连清热于里，甘草则合表里而并和之耳。盖风邪初中，病为在表，一入于里，则变为热矣。故治表者，必以葛根之辛凉；治里者，必以芩、连之苦寒也。"

清代柯琴《伤寒来苏集·伤寒附翼》云："桂枝证，脉本缓，误下后而反促，阳气重可知。邪束于表，阳扰于内，故喘而汗出；利遂不止者，此暴注下迫，属于热，与脉微弱而协热利者不同。表热虽未解，而大热已入里，故非桂枝、芍药所能和，亦非厚朴、杏仁所能解矣。故君气轻质重之葛根，以解肌而止利，佐苦寒清肃之芩、连，以止汗而除喘，用甘草以和中。先煮葛根，后内诸药，解肌之力优，而清中之气锐，又与补中逐邪法迥殊矣。"

古代文献中葛根芩连汤主要用于太阳病误下以后，外邪入里，从阳化热，热邪下迫肠道，出现下利，症见腹泻、里急后重、大便黏腻臭秽等，与溃疡性结肠炎大肠湿热证症状相类似。

三、溃结方的现代药理研究

葛根：味甘辛，性凉，归肺、胃经，主要功能有解肌退热、发表透疹、生津止渴、升阳止泻，可治疗泄泻、痢疾、温病口渴等疾病。现代药理研究发现，其主要成分之一葛根素（puerarin）可通过抑制树突状细胞的功能，来间接抑制 T 淋巴细胞的分泌和增殖，达到调节机体免疫和抑制炎症反应的作用，另外可以调节血清炎症因子 CRP、ILs、TNF－α、PAI－1、黏附分子的表达，即抑制促炎因子的表达，促进抗炎因子的分泌达到抗炎作用。

黄芩：具有清热燥湿、泻火解毒、止血、安胎之效，主治湿温、暑湿、湿热痞满、泻痢、黄疸等。《神农本草经》云："诸热黄胆，肠泄痢，逐水，下血闭，恶疮疽蚀，火疡。"时珍曰："得酒，上行；得猪胆汁，除肝胆火；得柴胡，退寒热；得芍药，治下痢；得桑白皮，泻肺火；得白术，安胎。"现代药理研究表明，黄芩中的黄芩苷可通过调节免疫，达到缓解溃疡性结肠炎肠道炎症反应。

黄连：有清热泻火、燥湿、解毒等功效，主治病邪入心经之高热、烦躁、泄泻、痢疾、痔血等。《神农本草经》云："主治肠澼，腹痛，下痢。"《名医别录》载："主治五脏冷热，久下泄澼、脓血，止消渴、大惊，除水，利骨，调胃，厚肠，益胆，治口疮。"现代药理研究表明，黄连生物碱中的小檗碱在可提升微生物细胞膜通透性，通过和菌体 DNA 结合或使其胞内酶泄露等方式，抑制细菌生长或逆转其耐药性，具有广谱抗菌作用。有相关基于鼠类模型的研究表明，其所含小檗碱、四氢黄连碱、黄连乙醇提取物等在抗炎作用上效果显著。多项动物实验均表明，黄连还有降糖、抗氧化、抗肿瘤等效果。

栀子：有泻火除烦、清热利湿、凉血解毒的功效，主治热病心烦、湿热黄疸、血淋涩痛、血热吐衄、火毒疮疡等。《圣济总录》载："治赤白痢，并血痢，栀子仁汤方。"以山栀子仁单味药煎服治疗赤白痢。现代研究表明，栀子苷可通过抑制多种信号通道如 TLR/NF-kB 信号、MAPK/ERK 信号通路等，下调 TNF-α、前列腺素 E2、NO、IL-4、IL-5、IL-6、IL-8、IL-10、黏附分子等炎症因子的表达，发挥抗炎作用。另外，栀子苷可增加初始 T 细胞（Naive T cell）向调节性 T 细胞（Treg cell）的分化，并降低辅助性 T 细胞（分泌促炎症因子）的表达，来调节机体的免疫应答。

地榆：具有凉血止血、清热解毒、消肿敛疮之功效，可治疗便血、痔血、血痢等疾病，另其苦寒之性可泻火解毒，对热毒疮痈、湿疹及皮肤溃烂亦有良效。《本草纲目》记载其"除下焦热，治大小便血证"，《本草正义》中记载："地榆苦寒，为凉血之专剂。"《神农本草经》记载其又疗金疮，《名医别录》谓"止脓血，诸恶疮热疮"，《药性论》载"止血痢蚀脓"，均说明地榆有凉血、止血痢等功效。现代医学研究证明，地榆的有效成分主要有鞣质类、酚酸类、皂苷、黄酮类等，具有抗炎、增强免疫、止血、抗溃疡等多种作用。郑子春对溃疡性结肠炎模型大鼠地榆水煎液灌胃进行实验研究，实验结束后，经地榆灌胃大鼠肠道黏膜未见明显溃疡，且病变黏膜组织较正常组织明显改善，溃疡愈合，杯状细胞增多，隐窝脓肿消失。血清检测表明地榆治疗可抑制 IL-1β 表达，促进 IL-10 的表达，并下调 NF-kBp65 蛋白的表达，抑制大鼠肠道炎症反应。另外陈鹏的研究亦表明地榆可改善大鼠机体炎症反应。

仙鹤草：具有清热止血、补脾敛阴、清化湿热、益气生肌抗炎、和血止涩等作用，能够减轻黏膜炎症，消除水肿并加速溃疡愈合，适用于肠出血、胃溃疡等出血不止者。现代医学研究表明，仙鹤草含有的有效成分，具有降低 MDA 含量、降低炎症细胞因子水平、清除自由基、提高血小板黏附性等作用，在降低血糖、抗肿瘤、止血、治疗炎性肠道病等方面效果明确。

鹿衔草：又名鹿蹄草、鹿含草等，是鹿蹄草科植物普通鹿蹄草、鹿蹄草、日本鹿蹄草、红花鹿蹄草的全草，喜冷凉阴湿，性味甘、苦、温，有补肾强骨、祛风除湿、止咳止血等功效。《陕甘宁青中草药选》记载其治慢性肠炎，言："鹿蹄草五钱，水煎服。"现代药理研究表明，鹿衔草含有多种黄酮类、酚苷类、醌类、萜类等诸多物质，具有广谱抗菌性。另外，在小鼠模型实验中，鹿衔草中成分也被证明可以降低小鼠病变部位的毛细血管通透性、抑制诱导型一氧化氮合酶（iNOS）的表达，达到抗炎效果。

土茯苓：《本草图经》云"味甘，性凉，无毒"，《滇南本草》云"性平，味苦微涩"。据《中药本草》记载，其功能主治为清热除湿、泄浊解毒、通利关节，主治梅毒、淋浊、泄泻、筋骨挛痛、脚气、痈肿、疮癣、瘰疬、瘿瘤及汞中毒等。土茯苓成分复杂，基于现代医学研究方法，土茯苓的有效成分对粪肠球菌、大肠埃希菌等多类细菌均有较好抑制作用，能够减少消化道溃疡的发生。

甘草：药性甘、平，有健脾、缓急、益气、止痛、调和诸药之功。现代药理研究表明，甘草的活性成分甘草酸及黄酮类多具有抗溃疡的作用。刘冬羽在研究其对溃疡性结肠炎大鼠的治疗作用时发现，甘草总黄酮及甘草查尔酮 A 可改善溃疡性结肠炎大鼠结肠溃疡面积，减轻溃疡旁黏膜水肿、充血等病理改变，其机制可能是通过抑制 NF - kB 通路，激活 Nrf 2 通路分别发挥抗炎及抗氧化作用。另有研究表明，甘草有效成分甘草酸酐具有调节免疫、抗炎、肝细胞保护、抗肿瘤等多方面作用。

四、验案举隅

某患，女，45 岁，2019 年 5 月 28 日初诊。患者因间断黏液脓血便 3 年余，再发 2 天就诊。2016 年在外院查肠镜示直肠黏膜充血、水肿，散在浅表小溃疡；病理：黏膜慢性炎。便常规：隐血（＋）。口服美沙拉嗪等药物治疗，症状时有反复。现症见：大便日行 5 ~ 6 次，质稀，不成形，夹有少量黏液脓血，伴肛门灼热，里急后重，便时腹痛肠鸣，小便短赤，纳可，夜寐尚安。舌质红，苔薄黄微腻，脉细滑。中医诊断：久痢。辨证：大肠湿热。西医诊断：溃疡性结肠炎。方药：葛根 30g，黄连 6g，黄芩 16g，秦皮 12g，地榆 10g，土茯苓 13g，仙鹤草 15g，鹿衔草 10g，肉桂 3g，甘草 6g。7 剂，水煎服，分 2 次早晚饭后温服。

二诊：2019 年 6 月 4 日。患者大便日行 2 ~ 3 次，时不成形，夹有少量暗红色血液，腹痛缓解，肛门灼热、里急后重感减轻，上方加炒白术 10g，炒山药 20g，炒薏苡仁 30g，白芷 10g，白及 10g，三七粉 3g。10 剂，水煎服，分 2 次早晚饭后温服。

三诊：2019 年 6 月 13 日。大便日行 1 ~ 2 次，尚成形，夹有少量黏液，腹痛不显，纳可寐安，舌淡红，苔薄白，脉细弦。继服 14 剂后，患者症状稳定，大便日行 1～2 次，尚成形，无黏液脓血便。葛根 30g，黄连 6g，黄芩 16g，秦皮 12g，地榆 10g，土茯苓 13g，仙鹤草 15g，鹿衔草 10g，肉桂 3g，甘草 6g。

按：湿邪日久化热，迫于大肠，致络损血溢。湿热蕴结肠道，气血运行不畅，不通则痛，致腹痛里急。故症见黏液脓血便、肛门灼热、肠鸣腹痛、里急后重、小便短赤。治予清热利湿，凉血止痢。予以溃结方加减治疗。方中葛根性凉味甘，入脾胃经（六经归属阳明），既能升脾胃之清阳而止利，亦能清热生津；黄连、黄芩、秦皮清热燥湿，泻火解毒，助葛根清热厚肠止利；土茯苓味甘性平，归肝、胃经，解毒除湿；地榆、仙鹤草凉血涩肠止利，仙鹤草既能凉血止血，又能行瘀补虚；肉桂反佐以温行血脉，且配在苦寒药中有反佐之意；甘草甘缓和中，调和诸药。全方配伍使攻而不峻，邪出正不衰，共奏清热利湿、凉血止痢之效。

五、小结

湿热壅滞肠道，气血不调，肠络损伤为溃疡性结肠炎活动期的病机关键。湿邪是本病的最主要致病因素，湿郁化热，湿热蕴肠，气机阻滞，出现腹痛、里急后重；热壅血瘀，血败肉腐，损伤肠络则见下痢脓血。溃疡性结肠炎活动期当以清利湿热为主。脾肾阳虚亦是本病的病理基础。脾为后天之本，肾为先天之本。脾阳与肾中真阳密切相关，肾阳能助脾阳腐熟水谷，帮助肠胃的消化吸收。脾阳不足，久则亦能损及肾阳，两者可互为因果。由于久病或久泻，损伤肾阳，肾阳不足，命门火衰，脾失温煦，脾阳亦衰，也能引起泄泻。因此溃疡性结肠炎恢复期，在清利湿热的基础上健脾助阳，根据患者病情变化调整用药。

固表敛汗方治疗多汗症经验浅析

一、多汗症概述

多汗症是以汗液外泄异常为主症的一类疾病的统称，临床主要包含自汗以及盗汗。《素问·宣明五气》云："五脏化液，心为汗。"明确指出心主血脉的功能对汗的产生起到重要作用，汗液为人体津液的一种，并与血液的产生有密切关系，即所谓血汗同源。汉代张仲景《金匮要略·水气病脉证并治第十四》中首先记载"盗汗"这一名称，并认为由虚劳所致者居多。宋代陈无择《三因极一病证方伦》中明确提出"自汗"一词，"无问昏醒，浸浸自出者，名曰自汗"。明代张景岳《景岳全书·汗证》认为盗汗属阴虚，自汗属阳虚，但"自汗盗汗亦各有阴阳之证，不得谓自汗必属阳虚，盗汗必属阴虚也"。清代叶天士《临证指南医案·汗》谓："阴虚盗汗，治当补阴以营内。阳虚自汗，治宜补气以卫外。"清代王清任《医林改错》中有云："有用补气、固表、滋阴、降火，服之不效……用血府逐瘀汤，一两付而汗止。"

二、多汗症病因病机分析

《道德经·四十二章》云："万物负阴而抱阳，冲气以为和。"从根本上推动事物发生、发展、演变、结果的动力是阴阳之间相互作用产生的冲和之气。阴阳的存在及其运动变化为宇宙的基本规律，即"阴阳分而天地立"。《易经》云："大哉乾元，万物资始，乃统天。"阐明了在阴阳转化等一系列活动中阳气始终处于主导地位，又云："至哉坤元，万物资生，乃顺承天。"阐明阴气始终围绕阳气活动，且阴气活动始终跟随着阳气活动，故可知在阴阳二气的活动中阳气为主导，阴气为从属。《扁鹊心书》曰："人有一息气在则不死，气者，阳所生也，故阳气尽必死。"强调阳气乃决定人生死之根本，阳气存则生，阳气尽则亡。

《灵枢·营卫生会》记载："夺血者无汗，夺汗者无血。"表明血与津液同由水谷精微化生，二者互相依存，互相为用，互相资生。张仲景在《伤寒论·太阳病脉证并治中第六》中提出"淋家，疮家，衄家，亡血家不可发汗"，也是遵循了血汗同源的思想。《难经·三十二难》云："心者血，肺者气，血为荣，气为卫，相随上下，谓之荣卫。"指出了气血失和，气滞血瘀则营卫失调，汗出异常。因此气血运行紊乱，对腠理的调节失常，致使津液不时外泄，发为自汗盗汗；病变部位的气滞与血瘀搏结，津液由于气滞、血瘀的阻碍，输布不畅，郁而化热，蒸迫津液外泄，亦发为自汗盗汗；瘀血不去，新血不生，久则阴血亏虚，虚热内生，热邪蒸迫津液外泄，亦可以产生自汗盗汗。

多汗症病变可涉及多个脏腑，诸如肝、心、脾、肺、肾、胃等，肺气不足、心血不足、湿热困脾、肝气郁结等均可导致汗证。《素问·阴阳别论》言："阳加于阴谓之汗。"汗由人体阴津受阳气气化而来，汗液外泄异常时可同时损及人体阴津、阳气，多汗症之病机总属阴阳失调，气血不足，阳气气化不利。《素问·宣明五气》云："五脏化液：心为汗。"指出汗与心的关系最为紧密，《黄帝内经素问集注》中阐述"心主液，汗乃血之液"，即心之液在内为血，在外为汗，汗血同源，故心液不藏可发为汗证，汗证病性以虚证为多见，其中以气虚、阴虚为主，阳虚亦可见汗证，实证可因火郁、湿热、瘀血等发生。

三、固表敛汗方组方浅析

固表敛汗方由玉屏风散合桂枝汤化裁而来，由黄芪、防风、白术、桑枝、牛膝、浮小麦、丹参、白芍、桂枝、甘草、生姜、大枣组成。桂枝汤被誉为"平补阴阳之第一方"。方中桂枝性温，味辛甘，透营达卫；芍药性凉，味酸苦，益阴敛营；两药合用，辛甘化阳，酸甘化阴，辛酸开合以调和阴阳，和营固卫；生姜、大枣相加，既可助桂枝之阳，又可助芍药之阴，同时升散气津，以助气化及津液散布；甘草益气和中，调和诸药。全方在滋阴和阳的同时兼顾调和营卫、益气补血，故为仲景群方之魁。玉屏风散出自《丹溪心法》，由黄芪、白术、防风诸药合用，有补益脾肺、卫外固表之功效。水谷之气、自然界清气是一身之气的重要组成部分，故方中选用了归肺、脾经，且长于补肌表之气的黄芪为君药，增强体魄，扶正固表，抵外邪；防风为风药之润剂，且古籍记载其可"归十二经"，祛风而不燥，防风配黄芪，祛邪不伤正，汗不外泄，邪不内侵；白术善于补益脾气，气足则卫气充盛，腠理固密，《神农本草经》指出，白术可"止汗"培土生金，调节气机，气旺则表实，汗不外泄，外邪不侵，当为臣药；黄芪、白术相须为用共补脾肺之气，气旺而卫气充实行于肌腠皮肤，则邪不易袭；三药配伍使营卫调和、腠理致密而邪难侵袭，脾旺气复则诸恙易愈；桑枝健脾益气止汗，协助黄芪巩固表体；牛膝、丹参通经脉，祛瘀血，并引瘀血下行；浮小麦甘凉，入心经，为止汗专药，《本草纲目》言其可"益气除热，止自汗盗汗、骨蒸虚热、妇人劳热"，专敛虚汗，不论自汗、盗汗均可应用。全方诸药合用共奏调和阴阳、畅达气血、化瘀通络止汗之功。

四、固表敛汗方的现代药理研究

黄芪：味甘，药性微温，归脾、肺经。《本草衍义补遗》书中关于本药功效的部分也提道："黄芪大补阳虚自汗。"此药在功效上长于益卫固表、健脾益气、升阳举陷、利尿消肿等，是补中益气之要药。近年来对黄芪的研究日趋深入，药理学研究后发现，本药富含多种有效的化学成分，在治疗多种疾病的过程中发挥了明显的作用。如黄芪多糖和黄芪皂苷可借助细胞免疫和体液免疫来增强机体免疫活性，从而显著地提高机体免疫功能。而黄芪注射液雾化吸入可以降低哮喘患者 IL - 25、血浆 8 - ios - PG 等炎性因子含量，改善患者的肺功能与症状。

防风：味辛、甘，微温，归膀胱、肝、脾经，长于止痉、胜湿止痛、祛风解表。《本草经集注》一书在提到诸病通用药的部分将防风列为"诸风通用"诸药之首。《药类法象》中关于防风功效的部分也提到了本药为治风通用药，可以泻肺实，并且发散头目中停滞之气，祛除上焦风邪。近年来对防风的研究日趋深入，研究发现，本品富含多种有效的化学成分，在治疗多种疾病的过程中发挥了明显的作用。如防风多糖可明显增加体外培养的巨噬细胞释放白介素－1和白介素－8，从而具有调节免疫功能的可能。实验表明防风正丁醇萃取物可以抗血小板黏附，还可以抗血栓形成。通过将超临界提取的防风油作用于小鼠的实验，证实了该提取物可明显缩短小鼠出血时间，故具有促进凝血的作用。除此之外，本药还有解热、抗炎、镇静等多种药效。

白术：味甘、苦，药性温，归脾、胃经，长于健脾补气、燥湿利尿兼止汗，为补气健脾的第一要药。其在临床上治疗脾气虚弱、气虚自汗等证时疗效确切，还有安胎之功。近年来对白术的研究日趋深入，本药所含的挥发油、多糖、白术内酯等成分，在治疗多种疾病的过程中发挥了明显的作用。白术挥发油对金黄色葡萄球菌、草绿色链球菌等具有明显的抑菌作用。白术内酯Ⅰ对宫颈癌 HeLa 细胞系有比较好的抑制效果。白术内酯Ⅰ、Ⅲ可以促使炎症巨噬细胞因子表达发生明显的变化，拥有抗炎活性。白术提取物可以促进多胺介导的上皮细胞迁移，从而使其发挥修复胃黏膜的作用。抗溃疡、保肝、调节胃肠运动功能、强化机体免疫功能、抗应激、增强造血功能等药理作用与白术健脾益气的功效相关，尤其适合免疫力低下、平素身体虚弱的人群服用。其燥湿利水功效与利尿作用有关；而安胎功效与抑制子宫收缩作用有关。此外，白术还有抗氧化、延缓衰老、降血糖、抗凝血等作用。

浮小麦：味甘，药性凉，归心经。其在临床上对于自汗、盗汗、骨蒸潮热等有确切的疗效。研究发现，此药有降血脂的作用，可使血清胆固醇及甘油三酯的含量明显降低，亦可改善微循环，增强免疫，以及调节自主神经功能等。

甘草：味甘，药性温，归心、肺、脾、胃经。主要功效可以用"能清、能补、能和、能缓"八字来概括。甘草长于益气补脾、清热解毒、止咳祛痰、缓急止痛、调和诸药等。近年来对甘草的研究日趋深入，现代药理发现本品富含多种有效的化学成分，甘草黄酮、甘草浸膏及甘草次酸对发炎的咽喉和气管黏膜有保护作用，进而发挥止咳化痰、平喘、保护肺组织的功效。甘草多糖有促进特异性免疫功能的药效。

桑枝：性平，味微苦，归肝经，在风湿痹病、肩臂关节酸痛麻木等疾病中具有良好的治疗作用。现代药理学研究表明，黄酮是桑枝的一种主要功能性成分，有多种药理作用，具有良好的抗菌抗炎、降血糖、降血脂、提高机体免疫功能等作用。

牛膝：味甘、酸、苦，性平，入肝、肾经，具有逐瘀通经、引血下行、补肝肾、强筋骨之功效。牛膝含有糖类、皂苷类、植物甾酮类、黄酮类等多种化学成分，具有降血压、抗炎、调节免疫等方面的药理作用。

丹参：味苦，性微寒，活血化瘀但不伤血。丹参包含丹参酮类、丹参内酯、丹参醇类等活性物质。现代研究表明最广泛的丹参酮类化合物主要分布在丹参药材的根皮部，具有抗心肌缺血、抗血栓、改善微循环、抗脑缺血、促进组织的修复与再生等作用。

白芍：味苦、酸，性微寒，归肝、脾经，长于养血调经、敛阴止汗、柔肝止痛、平抑肝阳。现代药理研究表明白芍具有消除氧自由基、抗氧化应激、镇痛、抗炎、降血糖、抗缺氧等作用。其提取物能够对抗血小板聚集，改善血液高凝状态，具有抗血栓的作用。芍药苷通过清除 ROS、减轻 DNA 氧化损伤、调节细胞周期和减少细胞凋亡等相关机制，能够起到保护神经细胞的作用。

桂枝：味辛、甘，性温，归肺、心、膀胱经，长于发汗解表、散寒止痛、通阳化气。现代药理研究表明桂枝能够扩张血管，增加血流量，抑制血小板聚集，改善微循环，同时还具有抑菌、抗炎等功效。桂枝的有效成分为桂皮醛，有明显的镇痛解痉作用，能够扩张皮肤血管，促进血液循环。同时桂枝还能够作用于大脑感觉中枢，提高痛阈，故具有较强的解痉镇痛效果。桂枝还能够抑制醛糖还原酶活性，改善神经传导速度。

生姜：味辛，性微温，归肺、脾、胃经，善于解表散寒、温中止呕、温肺止咳、解毒。现代研究表明生姜具有抗炎、降血糖、降血压、降血脂、抗氧化、抗血小板聚集等功效。此外，生姜还有具有较强的抗氧化能力，是由于其能够通过多种途径，抑制生物体氧化，清除各类自由基。

大枣：甘，温，归脾、胃经，补中益气，长于养血安神。现代药理研究表明大枣内含有皂苷类、生物碱、丰富的氨基酸和维生素等，具有抗应激性溃疡、抗变态反应、缓和炎症及增加大鼠的体重等作用。

五、验案举隅

陈某，女，52 岁，2020 年 6 月 22 日来青海省中医院就诊。自诉 2 月余前受凉后出现畏寒、恶风，平素易汗出，此次受凉后汗出明显加重，以心胸汗出尤甚，夜间入睡后时有潮热，以下半夜为主，每天夜间 1～3 点间不定时惊醒，汗出，辗转约 1 小时后可再入睡，睡眠时长约为 6 小时，纳可，小便可，大便稍稀溏，日 1 次，唇色淡，舌质红稍暗，苔白腻，舌下脉络迂曲，左脉弦，右脉沉细。

中医诊断：汗证。辨证：营卫不和，瘀血内阻。治法：调和营卫，通络化瘀，固表敛汗。予以固表敛汗方加减。处方：黄芪 60g，防风 10g，炒白术 16g，桑枝 30g，牛膝 16g，浮小麦 30g，丹参 10g，白芍 20g，桂枝 13g，甘草 6g，生姜 6g，大枣 6g。7 剂，水煎服，每日 2 次，分早晚温服。并嘱患者注意劳逸结合，保持心情愉悦，忌食辛辣刺激等食物。

二诊：2020 年 6 月 30 日。患者诉服药后畏寒、夜间汗出较前减少，睡眠较前改善，活动后及餐后仍汗出明显、乏力，伴晨起口干、口苦，纳可，夜寐一般，二便可，舌暗淡，苔白腻，右脉弦，左脉沉细涩。患者服药后畏寒及夜间汗出症状缓解，目前出现晨起口苦，考虑少阳枢机不利，故在前方上加柴胡 10g，黄芩 13g。7 剂，水煎服，每日 2 次，分早晚温服。

三诊：2020 年 7 月 5 日。患者诉服药后潮热、心胸汗出程度较前减轻，晨起口干、口苦已经缓解，考虑治疗有效，故效不更方，14 剂，服法同前。

后随访，患者汗出症状明显改善，偶有活动后及餐后汗出情况，嘱其间断口服固表敛汗方以巩固疗效。

按：陈无择《三因极一病证方论·自汗证治》对自汗、盗汗做了阐述："无问昏醒，浸浸自出者，名曰自汗；或睡着汗出，即名盗汗，或云寝汗。"患者为中年女性，平素易汗出，素体虚弱，阴阳失调，阳气气化失常，兼之初诊时即外感风寒，营卫不和，腠理不密，津液外泄，故可见自汗；患者畏寒甚、大便溏，乃为太阴脾肺气虚之候，脾肺气虚，气血生化乏源，血不容上，故见唇色淡；气为血之帅，阳气气化不利，容易导致血流滞缓，故见舌暗红、苔白腻、舌下脉络迂曲、左脉弦、右脉沉细的瘀血内阻之象。治疗时以调和阴阳、畅达气血、化瘀通络止汗为法，方以桂枝汤为基础，辛甘化阳，酸甘化阴，辛酸、开合以调和阴阳，和营固卫，益气和中；且患者恶风、畏寒等表证明显，在桂枝汤中加用玉屏风以增强益气固表、调和营卫之疗效，重用黄芪以固表止汗，白术健脾益气，防风祛风升阳，进一步加强固表止汗之功，且防风、黄芪相合补散相兼，能达到固表不留邪、祛邪不伤正的目的。汗出日久，易导致阳气气化不利，气血失和，血行瘀滞，故加用牛膝、丹参活血化瘀，通利血脉。全方诸药合用共奏调和阴阳、畅达气血、化瘀通络止汗之功，起到标本共治的作用。

六、小结

张介宾在《类经附翼·医易义》中阐述阴阳二气化生天地之道，造化世间万物，滋养人体气血百骸，可知人的生、老、病、死均离不开阴阳二气，且二者中以阳气为主导，阳气既可直接养神柔筋，又可充养阴精，在此基础上能推动阴精化生及充养百骸，即"阳生阴长，阳杀阴藏"。多汗症之病机总属阴阳失调，气血不足，阳气气化不利，治疗上应当秉持"以平为期"，调和阴阳，使之达到相对平衡状态且在调和阴阳时以培补阳气为主，滋养阴气为从。在治疗过程中，还需要重视心理疏导，分散患者注意力的同时增强患者对外界刺激的接受度，在药物治疗之外提倡适当锻炼以增强自身阳气，将药物治疗、心理疏导、生活方式干预相结合，才能使疗效最大化。

应用芒硝治疗胆囊炎体会浅谈

一、胆囊炎概述

1. 病因病机分析

胆囊炎（cholecystitis）是指胆囊壁的急慢性炎症反应，是消化系统的常见疾病。古代医籍中并无此病名，但根据临床特点，本病属中医学"胁痛""胆实热""少阳病""胆气痛""黄疸"等病范畴。古人认为胆附于肝，与肝互为表里，同居胁下，故《证治汇补》云："胁者，肝胆之区也。"又如《灵枢·胀论》谓："胆胀者，胁下痛胀，口中苦，善太息。"《杂病源流犀烛》中记载："今胠胁肋痛，固由于肝邪之实，而所谓肝邪者，不越气、血、食、痰、风寒五端。"中医学认为情志不遂、饮食失节、感受外邪、虫石阻滞及劳伤过度是胆囊炎发病的主要诱因。病机主要是肝胆气滞、湿热壅阻、瘀热阻滞，但在疾病的发展过程中各证相互夹杂。肝郁气滞，则胆液壅阻，湿热内生；饮食不节，损伤脾胃，痰湿内生阻于肝胆，湿热交蒸不化，久经煎熬，结为砂石，不通则痛；瘀热阻滞肝络，致肝络失和胆失疏泄，血络瘀滞不畅。总而言之，胆失疏泄，腑气不通，湿热交蒸，胆汁外溢皮肤则发为黄疸；气血郁结，集聚不通，不通则痛，则引起胁痛。由此分析可见，两者的发生发展与肝、胆、脾关系密切。那么，肝胆疏泄失职，腑气不通,发病以实证为多见;久病体虚,劳欲过度,使得阴血亏虚,胆络失养,脉络拘急,胆失通降,发为虚证。该病病位在胆腑,与肝、脾、胃等脏腑功能失调相关。

西医学认为,胆囊炎根据病因类型不同,引发的原因也有所不同,例如胆汁淤积、细菌感染、外伤、结石刺激等。该病好发于中年女性、重症老年人等,主要以不良饮食习惯为诱发因素。临床上根据疾病发病急缓和发病经过可以分为急性胆囊炎和慢性胆囊炎;根据是否伴有胆囊结石可分为结石性胆囊炎和非结石性胆囊炎。目前国内尚缺乏权威的流行病学调查数据说明本病确切的患病率。

2. 临床表现

①急性胆囊炎:主要有发热、恶心、呕吐等不适。查体:右上腹压痛、反跳痛存在,同时伴有腹肌紧张,Murphy 征阳性。②慢性胆囊炎:临床表现多不典型,多数患者有胆绞痛病史。患者常在饱餐、进食油腻食物等后出现腹胀、腹痛;腹痛程度不一,多在上腹部,可牵涉至右侧肩背部,较少出现畏寒、高热和黄疸,可伴有恶心、呕吐。查体:腹部可无体征,或仅有右上腹轻度压痛,Murphy 征或呈阳性。

3. 临床诊断

在临床表现的基础上,①急性胆囊炎:85% 的患者可见白细胞增高,约 50% 的患者可见血清胆红素升高,约 1/3 的患者血清淀粉酶升高;腹部 B 超可见胆囊壁体积增大(胆囊横径≥4cm),胆囊壁水肿,胆囊壁增厚(≥3mm)或毛糙。②慢性胆囊炎:B 超可见胆囊体积缩小或正常,也可见胆囊体积略有增大,胆囊壁增厚(≥3mm)或毛糙;如合并胆囊结石，则出现胆囊内强回声及后方声影。

超声检查是诊断胆囊炎最常用、最有价值的诊断，但发病早期 B 超不容易诊断，CT 检查对确诊有帮助，肝胆系统核素扫描约 97% 患者可诊断。磁共振胰胆管造影（MRCP）、经内镜逆行性胰胆管造影（ERCP）、经皮肝穿刺胆管造影（PTC）及同位素肝胆显像图等检查有助于合并胆囊结石者的诊断。

4. 治疗方面

①急性胆囊炎：急性非结石性胆囊炎易坏疽穿孔，一经诊断，应及早手术治疗；急性结石性胆囊炎最终也需采用手术治疗，应争取择期手术治疗。对于病情较轻或者未能确诊者，应在严密观察下行积极的非手术治疗，一旦病情恶化，及时施行手术。②慢性胆囊炎：对于慢性胆囊炎患者，应按是否有症状、是否有并发症分别进行个体化治疗。对于有症状且反复发作的慢性胆囊炎，无论是否伴有结石，都应行胆囊切除。对于无症状者，或腹痛可能由其他并存疾病如消化性溃疡、胃炎引起者，手术治疗应慎重选取，治疗原则以饮食调整、密切观察等为主。对某些高风险患者可采取预防性胆囊切除。对不能耐受手术者可选择非手术治疗，方法包括口服溶石药物、有机溶石剂直接穿刺胆囊溶石、体外震波碎石等。

在临床实际过程中，胆囊炎可采取中西医结合的治疗方式，根据患者病情发病急缓、是否合并胆囊结石、是否有症状、是否合并并发症等分别进行个体化治疗。急性胆囊炎采取手术治疗及非手术治疗的方式；慢性胆囊炎一般采取内科保守治疗，治疗目标为控制症状，预防复发，防治并发症。现代药理学研究表明，柴胡具有疏肝利胆、抗肝损伤、抗炎、降血脂、免疫调节及抗抑郁等药理作用；金钱草能松弛胆囊平滑肌，增加胆囊排空，起到利胆作用，能抑制胆结石形成，促进胆结石排出，此外还有抗感染、镇痛、抗氧化等作用；郁金具有抑菌，抗炎，促进胆汁分泌、排泄，保肝，排石，降血脂，通利血脉等作用；茵陈具有利胆、保肝、抗炎、解热、镇痛、调血脂等药理效应等。相关文献报道显示，中药可干预 NF-κB 表达，减少 IL-6、TNF-α 等促炎因子的释放，达到抗炎作用，从而减轻了慢性胆囊的炎性病变。柴胡疏肝散加减内服联合熊去氧胆酸片能有效改善肝胆气滞型慢性胆囊炎胆石症临床表现及影像学表现。与此同时，还可配合中药保留灌肠、中药外敷、针刺疗法、穴位贴敷等中医外治疗法。中医药传承创新几千年，临床特色与优势明显，且使用安全，值得深入研究。

二、治疗思路分析

李军茹主任医师根据多年临床实践观察及经验总结认为，随着人们生活水平的不断提高，工作压力亦日益加剧，胆囊炎的发病率呈上升趋势。"六腑以通为用"，临床上胆囊炎以湿热证居多，主因肝胆失于疏泄，湿热壅滞不化，治宜清热化湿，疏肝利胆。针对此类证型疾病，李军茹主任医师在疏利肝胆方药基础上经常加用芒硝 10~20g 冲服，常使病情很快缓解。芒硝的主要成分为硫酸钠，味辛、苦、咸，性寒，具有泻火解毒、清肠通便、润燥软坚功能，主治实热积滞、大便燥结，外治疮痈肿毒、内痈初起。李军茹主任医师的博士研究生导师王再谟教授生前善用芒硝内服治疗中焦壅塞性疾病。通过长期临床实践观察及经验总结,李军茹主任医师认为大量手术已经证实胆囊炎、阑尾炎等均属于肠道局部红肿热痛造成气机壅塞、传输障碍,不通则痛,所以在清热解毒、疏利肝胆方药基础上加用芒硝 10～20g 冲服,理法方药切中病机,故每获良效。

三、湿热类胆囊炎中医证型

1. 胆腑郁热证

证候:右上腹持续不适或钝痛感,胁痛阵发性加剧,甚则痛引肩背,晨起口苦,时有恶心,饭后呕吐,身目黄染,持续低热,小便短赤,大便秘结,舌质红,苔黄或厚腻,脉滑数。

证候分析:本证多因外邪侵袭、饮食不节、情志失调等导致少阳枢机不利造成,胆失升发,相火内闭,郁而化热;胆失通降,则胆汁内瘀,衍生实邪;热实相搏,阻于胆腑,使胆失清净宁谧,壅郁作胀,则可见右上腹持续不适或钝痛感,胁痛阵发性加剧,甚则痛引肩背,晨起口苦,持续低热,小便短赤,大便秘结;胆腑郁热,影响胃气升降功能,胃气上逆,则可见时有恶心、饭后呕吐;舌质红、苔黄或厚腻、脉滑数均为热象。

治法:清热利湿,行气利胆。

方药:大柴胡汤加减。方中柴胡、黄芩、法半夏、生姜和解少阳,和胃降逆;大黄、枳实通腑泄热,利胆退黄;白芍和脾敛阴,柔肝利胆;大枣养胃。加减:身目黄染者,加茵陈、栀子;心烦失眠者,加合欢皮、栀子、淡豆豉;恶心呕吐者,加竹茹、旋覆花、代赭石；壮热者，可加石膏、蒲公英、虎杖。

2. 肝胆湿热证

证候：胁肋胀痛，晨起口苦，口干欲饮，身目发黄，身重困倦，脘腹胀满，咽喉干涩，小便短黄，大便不爽或秘结，舌质红，苔黄或厚腻，脉弦滑数。

证候分析：本证多因情志不畅、饮食不节导致肝胆疏泄不畅，气机不畅，湿热内蕴不化，熏蒸上扰，则可见胁肋胀痛、晨起口苦、口干欲饮、身目发黄、小便短黄、大便不爽或秘结；肝胆湿热不化，进一步影响脾胃运化，则可见身重困倦、脘腹胀满、咽喉干涩；舌红、苔黄或黄腻、脉弦滑数均为湿热之象。

治法：清热利湿，利胆通腑。

方药：龙胆泻肝汤加味。方中龙胆草、黄芩、栀子清肝泻火；泽泻、木通、车前子清利肝胆湿热；当归、生地黄养血和肝；柴胡舒畅肝胆之气；甘草和中，调和诸药。加减：伴有胆石者，加鸡内金、金钱草、海金沙；小便黄赤者，加滑石、通草；大便干结者，加大黄、芒硝、莱菔子、六神曲等。

3. 热毒炽盛证

证候：持续高热，右胁疼痛剧烈、拒按，身目发黄，黄色鲜明，大便秘结，小便短赤，烦躁不安，舌质红绛，舌苔黄燥，脉弦数。

证候分析：本证多因平素嗜食油腻肥甘，中焦失于运化，湿热内蕴，阻于肝胆，或因嗜酒、喜食辛辣，热毒侵袭，情志失调，肝气郁滞，胆失疏泄，以致胆汁瘀积，湿热熏蒸，热毒

163

炽盛，气血阻滞，"不通则痛"，则可见持续高热，右胁疼痛剧烈、拒按，身目发黄，黄色鲜明，大便秘结，小便短赤，烦躁不安，舌质红绛，舌苔黄燥，脉弦数，属于内脏实热性病变。

治法：清热解毒，通腑泻火。

方药：茵陈蒿汤合黄连解毒汤加减。方中茵陈、栀子、生大黄、黄连、黄柏、黄芩共奏清热解毒、通腑泄热之功效。加减：小便黄赤者，可加滑石、车前草；大便干结者，可加麻仁、芒硝；身目黄染重者，加金钱草、虎杖。

四、验案举隅

刘某，女，27 岁，进食麻辣烫后出现阵发性右上腹疼痛伴恶心，当时未就诊，在外自行购买消炎利胆片等药物服用 3 天，但症状无缓解，且有加重趋势，今特前来李军茹主任医师门诊就诊，行相关检查后诊断为胆囊炎。刻下症：右胁胀痛，口干口苦，时有恶心，饭后呕吐，持续低热，小便短赤，大便秘结，舌质红，苔黄腻，脉滑数。中医诊断：胁痛。辨证：湿热内蕴。处方药物组成：青皮 10g，陈皮 10g，法半夏 10g，茯苓 16g，柴胡 20g，炒枳实 16g，芒硝（冲服）10g，郁金 13g，木香 6g，茵陈 20g，甘草 6g。嘱患者清淡饮食，多饮水。患者自述服用 2 剂后右胁胀痛即得到缓解，口干、口苦减轻，无恶心呕吐，无发热，大便通畅。患者共服 5 剂后症状完全缓解。

按：《备急千金要方》中记载："病苦腹中气满，饮食不下，咽干，头痛，洒洒恶寒，胁痛，名曰胆实热也。"患者胆囊炎发作由进食辛辣刺激食物后引起湿热内蕴、胆失疏泄所致；湿热内蕴、胆失疏泄、胆腑不畅，可见右胁胀痛、口干口苦；胆失疏泄，胆胃不和，胃气不降上逆则可见恶心、饭后呕吐；湿热内蕴不化，邪正交争，可见持续低热；湿热蕴结于膀胱，可见小便短赤；湿热内蕴肠腑，肠道失于传导，可见大便秘结；结合舌脉：舌质红，苔黄腻，脉滑数。治以清热利湿，行气止痛。方中以柴胡、郁金、茵陈疏解少阳，清利热湿；青皮、木香行气利胆止痛；炒枳实、芒硝行气利湿通腑；法半夏、茯苓健脾和胃止呕，同时防止苦寒药性太过损伤脾胃；甘草调和药性。以上诸药使湿热之邪得解，胆腑得舒，从而达到邪去而正安。

五、小结

胆囊炎是临床常见病、多发病，治疗方面应分清虚实缓急，急性胆囊炎以"热、毒"为主，病性多属实，治以清热解毒通腑；慢性胆囊炎以"湿、热"为主，若反复发作，可兼见"脾虚、阴虚"之证，病性为虚实夹杂，治以清热利湿兼以补虚。同时，有些体形肥胖之人进食膏粱厚味日久，正气已伤，常有内湿成浊，若屡投苦寒攻伐，必损中阳，易形成虚实兼夹、错综复杂的证型，治需攻补兼施，虚实两顾。当然，苦寒攻邪药物宜中病即止，不可矫枉过正，扶正当不可蛮补。李军茹主任医师治疗胆囊炎时，奉六腑以通为用，善于在辨证论治处方的同时加用芒硝冲服，临床观察热毒壅盛者服药后胆囊区疼痛缓解快且无明显腹泻。与此同时，可配合中医外治，如中药保留灌肠、中药外敷、按摩法、针刺疗法、穴位埋线、耳穴治疗等，促进患者病情愈合。

　　此外，在生活饮食上，患者需要重视调理防护，建议低脂、低热量饮食，养成适时适量的饮食习惯，忌暴饮暴食及烟、酒、浓茶、咖啡，适当增加体育锻炼。